KB274287

화성남자 금성여자의 침실 가꾸기

화성남자 금성여자의 침실 가꾸기

초판 1쇄 펴낸날   1996년 1월 15일
초판 18쇄 펴낸날   2006년 3월 25일
개정판 1쇄 펴낸날   2006년 8월 18일
개정판 16쇄 펴낸날   2025년 3월 10일

지은이 존 그레이   편집 이정신 이지원 김혜윤 홍주은
옮긴이 김경숙   디자인 김태호
펴낸이 조영혜   마케팅 임세현
펴낸곳 동녘라이프   관리 서숙희 이주원

인쇄 새한문화사   라미네이팅 북웨어   종이 한서지업사

등록 제311-2003-14호 1997년 1월 29일
주소 (10881) 경기도 파주시 회동길 77-26
전화 영업 031-955-3000 편집 031-955-3005 팩스 031-955-3009
홈페이지 www.dongnyok.com 전자우편 editor@dongnyok.com
페이스북·인스타그램 @dongnyokpub

ISBN 978-89-90514-21-9 (03840)

• 잘못 만들어진 책은 구입처에서 바꿔 드립니다.
• 책값은 뒤표지에 쓰여 있습니다.

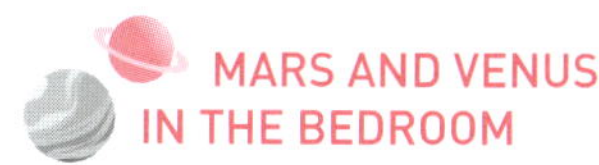

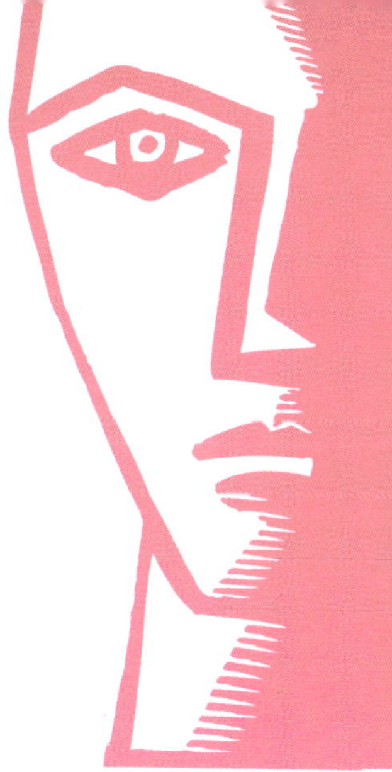

화성남자 금성여자의
침실 가꾸기

존 그레이 지음 · 김경숙 옮김

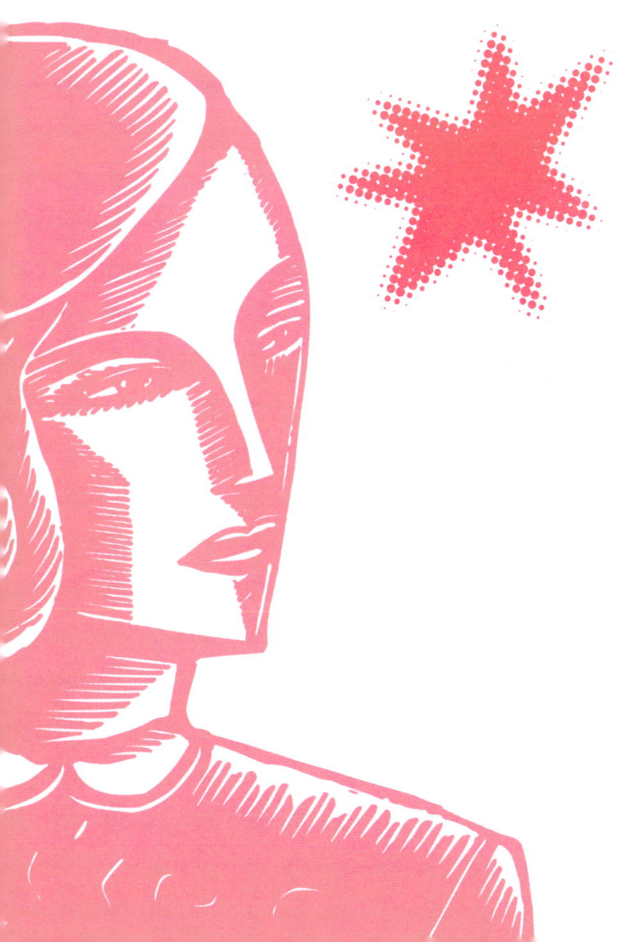

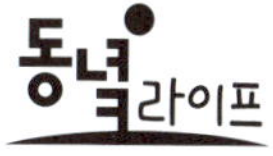

깊은 사랑과 애정을 담아 아내 바니 그레이에게 이 책을 바칩니다.
그녀의 솔직함과 창조성, 그리고 사랑은 관계에 대한 나의 이해에
깊이를 주었고 내 작품들에 끝없는 영감을 불어 넣었습니다.

감사의 말

이 책이 세상에

나오기까지의 여정에 변함없이 나와 동행해 준 아내 바니에게 다시 한 번 고마운 마음을 전하고 싶다. 내가 좋은 반려자가 될 수 있었던 것은 늘 참을성을 갖고 지켜보면서 도움을 아끼지 않은 아내 덕분이다. 우리 부부의 속내 이야기를 남들 앞에 터놓는 것을 허락해 주고 특히 내가 여성의 관점을 잘 이해하고 존중할 수 있도록 도와준 데 고마움을 느낀다. 아내의 슬기로운 조언과 제안은 내가 균형 있는 시각을 갖도록 해 주었다.

이 책의 구상에서 완성에 이르기까지 줄곧 반짝이는 창조적 열정으로 많은 도움을 준 나의 에이전트, 패티 브라이트맨에게 사의를 표한다. 그녀는 내 인생에 특별한 천사 같은 존재다. 처음 《화성에서 온 남자 금성에서 온 여자》의 출판을 계획할 당시 그녀와 나를 연결해 준 캐럴 비드닉에게 늘 감사하고 있다.

편집에 대한 전문가적 식견으로 모든 과정을 지켜보아 준 낸시 피스케와 처음부터 깊은 관심을 갖고 도움을 아끼지 않은 잭 매쿠엔, 그리고 내가 도움을 구할 때 언제든지 기꺼이 응해 주신 하퍼콜린스 출판사 직원 여러분들에게도 감사를 드린다.

그동안 그 많은 세미나를 계획하고 준비해 준 마이클 나자리언과 그의 아내 수잔에게 고마움을 전한다. 이 작업의 착수 단계에서 마이클은 누구보다도 많은 시간과 열정을 이 일에 쏟아 부었고, 주제를 풀어 나가는 데도 그가 제공한 적절한 피드백이 얼마나 큰 도움이 되었는지 모른다. 산타 크루스의 엘리와 이언 코렌, 그리고 엘리스와 콘수엘로 골드프릿, 휴스턴의 샌디 맥, 호놀룰루의 리치와 데브라 머드, 게리 프란셀, 샌프란시스코의 빌과 주디 엘브링, 샌디에이고의 데이비드 팔로와 줄리 릭새커, 디트로이트의 데이비드와 마르시 옵즈펠드, 워싱턴 시의 프레드 클라이너와 메리 라이트, 시애틀의 클라크와 도티 바텔즈, 라스베이거스의 얼린과 짐 카릴로, 로스앤젤레스의 바트와 메릴 베렌즈, 댈러스의 그레이스 메릭에게도 역시 심심한 감사의 말씀을 드린다.

세미나의 전 과정을 녹음해 준 트리아논 스튜디오의 존 베스트맨과 녹음 자료들을 검색하고 깔끔하게 정리해 준 데이브 모턴, 그리고 카세트 익스프레스 직원 여러분들께도 사의를 표한다. 이 책의 내용을 그대로 녹음해 완벽한 오디오 테이프를 만들어 주신 하퍼오디오 직원들과 바니 솔로에게도 감사의 말씀을 전한다.

내 세미나의 내용을 담은 오디오 및 비디오 테이프를 널리 알리기 위한 텔레비전 광고를 제작하는 데는 래미 엘바트로이와 그의 아내 론다의 창조성이 돋보였다.

내 스케줄과 사무실을 관리하면서 능률적이고 책임 있는 자세로 최선을 다한 비서 아리아나 허즈번드와 수지 해리스에게 고맙다는 말을 하고 싶다.

아이디어를 제공하고 솔직한 의견을 제시해 작업에 많은 도움을 준 내 친구들과 지인들, 클리포드 맥과이어, 짐 케네디, 안나 에베레스트, 존과 바니 그레이, 레기와 안드레이 헨카트, 리와 조이스 샤피로, 가브리엘 그런필드, 해럴드 블룸필드, 사이러 비테스, 조던 폴, 레니 아이거, 찰스 우드, 자크 얼리, 크리스 존스, 마이크 보시, 더그 아론즈에게 감사한다.

오프라 윈프리 쇼의 3천만 시청자 앞에서 내 생각을 자유로이 펼쳐 보일 기회를 주고 여러 가지로 자상하고 친절하게 마음을 써준 오프라에게도 이 기회를 통해 고맙다는 인사를 드리고 싶다.

그리고 인간관계 세미나에 참석해 자신의 이야기를 들려주고 내게 이 책의 집필을 권했던 수천의 참가자들에게도 고루 감사를 보낸다. 그들이 보여준 애정 어린 지지와 열화 같은 성원, 그리고 독자들이 내게 보낸 수천 통의 전화와 편지는 더할 수 없이 큰 격려가 되었다. 특히 내 책을 읽고 감동받아 주위 사람들에게 권했던 분들뿐만 아니라 자신의 인생과 인간관계에 지금까지 좋은 영향을 받고 있다는 분들에게 고마움을 느낀다.

이 세상에 작은 변화를 가져올 수 있는 기회를 주시고 내게 그런 지혜를 허락하신 하느님께 감사드린다.

남자는 섹스를
원한다. 그러나 여자는 로맨스를 바란다. 가끔 우리는 남자는 화성에서 오고 여자는 금성에서 온 것처럼, 그러니까 서로 다른 별에서 온 것처럼 상대방이 낯설게 느껴질 때가 있다. 침실에서 남자와 여자는 분명히 서로 다른데 우리는 그 차이를 깨닫지 못하는 것이다.

우리가 정녕 가까워져 멋진 섹스를 즐기고 싶다면 길은 단 하나, 남자와 여자 사이에는 무엇이 얼마나 다른 지부터 이해하고 그 차이를 받아들이는 수밖에 없다.

왜 섹스가 중요한가

남자들이 섹스를 중요시하는 데 반해 여자들은 로맨스를 더 중요시하는 경향이 있음은 잘 알려진 사실이지만 대체로 우리는 그 까닭을 잘 모른다. 이 근본적인 차이를 좀 더 깊이 이해하지 못하면 여자들은 남자에게 섹스가 얼마나 중요한지를 과소평가하여 남자들은 그저 한 가지밖에 모르는 속물이라고 쉽사리 판단해 버리게 된다.

여자들의 이 같은 편견은 일부 남자들이 왜 오직 섹스만을 원하는 것처럼 보이는지 그 까닭을 알게 되면서 비로소 유연해지기 시작한다. 역사의 발전 과정과 사회 조건에 기초한 남녀의 성적인 차이를 이해하고 나면 섹스가 대부분의 남자들에게 사랑의 감정을 깨닫도록 도와주는 중요한 매개체가 되는 이유를 알 수 있을 것이다.

남자는 섹스를 하면서 마음이 열리고 동시에 사랑을 갈망하게 된다. 아이러니하게도 남자들은 성적인 욕구를 통해서 자신의 사랑을 확인하지만 여자들은 사랑받고 있다는 느낌이 있어야 성적인 갈망을 갖게 된다.

남자들은 낭만적인 것을 꿈꾸는 여자의 마음을 헤아리지 못하는 때가 종종 있다. 그리고는 여자가 성욕을 억누르고 공연히 내숭을 떤다고 느낀다. 자기는 섹스를 원하는데 여자가 그럴 기분이 아닌 것 같아 보이면 그녀에게서 거부당했다고 오해한다. 일반적으로 여자가 섹스를 갈망하게 되려면 그에 앞서 사랑받고 있다는 느낌과 로맨스가 필요하다는 사실을 남자는 잘 모른다.

사랑하고 또 사랑받고 있다는 느낌을 갖기 위해서 여자들이 친밀한 대화를 요구하는 것과 마찬가지로 남자들은 섹스를 필요로 한다. 물론 남자가 사랑받고 있다고 느끼게 하는 데는 섹스 외의 다른 방법도 있지만 남자의 영혼을 움직이고 마음을 여는 가장 효과적인 방법은 섹스이다.

무엇이 성을 근사하게 만드는가

이상적으로 말한다면 근사한 섹스를 위해서는 서로의 기분을 북돋우는 애정 어린 대화가 있어야 한다. 이것이 맨 첫 단계이다. 일단 대화가 되면 이 책에서 소개하는 침실 기술은 대부분 쉽게 배울 수 있다.

만일 관계 속에서 대화가 잘 이루어진다면 이 책에서 제시하는 방법들에 귀를 기울이고 이를 실전에 적용해 봄으로써 섹스의 질과 열정이 놀랄 만큼 강화될 수 있다. 섹스가 좋아지면 일거에 관계 전체가 개선된다. 멋진 섹스를 통해서 남자는 더 많은 애정을 느끼고 그 결과로 여자는 그토록 그리던 사랑을 가질 수 있게 된다. 자연히 두 사람은 더 가까워지고 친밀해진다.

섹스가 좋아지면 일거에 관계 전체가 좋아진다.

원만치 못한 관계로 고민하는 커플이 있다면 문제 자체에 초점을 맞추는 대신 지름길을 택해 멋진 섹스를 함으로써 뜻밖에 문제가 쉽게 해결되는 경우를 볼 수 있다. 관계 속에서 빚어지는 문제를 가장 효과

적으로 해결하고 지속적인 친밀감을 유지하면서 대화를 잘 풀어 나가
려면《화성에서 온 남자 금성에서 온 여자》를 읽어 볼 것을 권한다.

그러나 가끔은 멋진 섹스를 위한 침실 기술을 배우는 것이 관계를
정상화하는 지름길이 될 수도 있다.

남자가 가슴을 열어 상대방에게서 사랑을 느끼고 또 그 사랑을 여
자에게 표현하도록 하는 가장 효과적인 수단은 근사한 섹스이다. 그것
은 여자의 마음을 부드럽게 하고 섹스가 아닌 다른 영역에서 상대방의
도움을 받는 데 대해 그녀가 갖고 있던 심리적 긴장을 풀어준다.

> 남자가 가슴을 열어 사랑을 느끼고 그 사랑을 여자에게 표현
> 하도록 하는 가장 효과적인 수단은 근사한 섹스이다.

일단 마음이 유연해지면 그녀는 상대방의 무장을 해제시키고 편안
한 분위기를 만들어 대화를 이끌어 나갈 힘이 생긴다. 이렇게 대화가
잘 풀림으로써 이번에는 섹스의 열정이 오래도록 지속될 수 있는 토대
가 마련되는 것이다.

왜 성에 관한 책이 또 필요한가

수많은 책들이 성의 기교를 소개하고 있지만 이 책은 당신이 자신의 성
에 대해 확신을 가질 수 있도록 하는 데 역점을 두고 있다. 대화를 열어
나가는 새로운 방법을 통해 당신은 두 사람의 성적 욕구를 함께 충족시
킬 수 있는 길이 무엇인지 배울 것이다. 덧붙여서 남녀의 심리적 차이

에 관한 탐구는 상대방이 무엇을 가장 원하는지를 이해하는 데 도움이
될 것이다.

남녀의 육체적 욕구가 어떻게 다른지를 설명한 책은 많지만 그들
의 독특한 심리적 욕구를 다룬 책은 거의 찾아볼 수 없다. 이 책에서는
남녀가 육체적인 만족과 아울러 심리적인 만족까지 얻어낼 수 있는 방
안을 모색하였다. 남자들은 여자들이 이러한 사실을 알게 되는 것을 반
가워한다. 그들뿐 아니라 여자들 또한 침실 안에서나 밖에서 더 큰 행
복감을 느낄 수 있을 것이다. 나는 내 세미나에 참석했던 부부들로부터
이제는 어느 때보다 만족스러운 성생활을 즐기게 되었다는 내용의 편
지를 수도 없이 받았다. 그들 중에는 결혼한 지 얼마 되지 않는 부부도
있지만 결혼생활 30년이 넘는 부부들도 더러 있었다.

향상된 침실 테크닉

요즘 여자들은 섹스에서 많은 것을 기대한다. 예전에는 섹스란 기본적
으로 여자가 남편의 욕구를 채워 주는 행위였다. 어머니 세대에서는 섹
스가 자기 자신을 위한 것이 아니라 어디까지나 남편을 위한 것으로 여
겨졌다. 그러나 요즘은 가족계획이 손쉽고 그 효과 또한 신뢰할 만한데
다가 여성의 성적 욕망이나 요구에 한결 관대해진 사회 분위기에 힘입
어 여성들이 자신의 성을 즐길 수 있게 되었다. 여성들이 성에 대해 점
차 관심이 높아진다는 사실은 자신의 여성성을 온전히 확보함으로써
내면의 조화를 찾아야겠다는 그들의 욕구를 반영한다.

전통적으로 남성들의 영역이었던 일터에서 하루의 대부분을 보내

게 된 여성들은 집에 돌아왔을 때 사랑으로 따뜻이 맞아 줄 '아내'가 필요해진 것이다. 그녀 역시 섹스가 가져다주는 해방감을 맛보고 싶어 한다. 멋진 섹스는 남자들 못지않게 여자들에게도 만족감을 안겨 준다.

남자들에게 직장생활로 인한 스트레스를 풀어 줄 편안한 가정이 필요하듯이 이제 여성들도 상대방 남자의 위안과 지지를 요구한다. 새로운 관계를 열어 나가는 방법을 배움으로써 우리는 함께 이 문제를 해결할 수 있을 것이다.

여자에게 성적인 만족감을 안겨 주고 싶다면 남자는 좀 더 향상된 침실 기교를 터득해야 한다. 수세기 동안 이어져 내려온 전통적인 침실 테크닉은 이제 시대에 뒤떨어진 것이 되고 말았다. 예전처럼 남자가 제멋대로 할 수 있는 시대는 지났다. 여자는 더 많은 것을 원한다. 그녀도 오르가슴을 원한다. 남자는 여자의 방식도 염두에 두어야만 하는 것이다.

그러나 욕망이 증대된 것이 비단 여자들에게 국한된 문제는 아니다. 남자들도 관계 속에서 느끼는 열정을 포기하고 싶지는 않다. 그러므로 열정이 이미 식어 버린 결혼생활을 지속하기보다는 차라리 이혼을 택하는 부부들이 날로 늘어 가고 있는 것이다.

남자가 성적 욕망을 채우기 위해 더러 바람을 피워도 여자는 가정을 깨지 않겠다는 일념으로 자기 욕망을 희생하며 참고 사는 것도 옛말이 된 지 오래이다. 에이즈나 다른 성관계를 통해 전염되는 질병들로 인해 혼외정사의 위험성은 과거보다 훨씬 더 커졌다. 현대적인 사고방식을 가진 남자는 자기가 언제까지나 정열적인 남자로 머무를 수 있도록 그리고 자신들의 관계가 타성에 젖지 않도록 여자 쪽에서 섹스를 중시해 주기를 바란다. 이와 같은 목적을 이루고 싶다면 남자든 여자든 침실 테크닉을 향상시킬 필요가 있다.

이 책에서 1장에서 12장까지는 어떻게 침실에서 멋진 성을 창조해 나갈 것인지를 알아 보고 13장에서는 열정이 살아 숨쉬게 하려면 침실 밖에서의 로맨스가 얼마나 중요한 것인지 함께 생각해보기로 하겠다.

섹스리스의 원인

결혼해서 몇 년쯤 지나고 나면 부부 중 어느 한 쪽이 더 이상 섹스를 원하지 않게 되는 경우를 주위에서 흔히 볼 수 있다. 그것이 남편이든 아내든 본인은 단지 성에 흥미가 사라졌기 때문이라고 생각할지 모르지만 그 무관심은 실은 성적 욕망이 일어날 수 있는 조건이 제대로 충족되지 않은 데 기인한 것이다.

이 책을 통하여 우리는 남녀의 서로 다른 욕구에 대해 자세히 알아 보는 기회를 갖게 될 것이다. 우리는 대부분 자기가 무엇을 원하며 그와 같은 욕구를 어떻게 만족시킬 수 있는지 정확히 알지 못한다. 그러므로 매번 실망하느니 차라리 관심을 끊어 버리는 쪽을 택하는 것이다.

놀랍게도 내 세미나에 참석했던 사람들 가운데 잠깐 쉬는 시간에 나를 찾아와 자기 배우자가 섹스에 흥미를 느끼지 못하는 것 같다고 토로한 쪽은 거의가 여자들이었다. 물론 남자가 여자보다 섹스를 더 원하는 것이 일반적이지만 섹스에 흥미가 없는 쪽이 남편이든 아내이든 침실 테크닉이 향상되면 열정이 되살아날 수 있다.

파트너와 함께 보기

이 책은 재미있게 읽을거리지 전문서적이 아니다. 나는 독자 여러분이 이 책을 읽다가 잠시 내려놓고 새로운 기법을 직접 실행해 보는 즐거움을 맛볼 수 있도록 일부러 짧고 간략하게 서술하였다.

만일 여자가 남자에게 이 책을 읽어 볼 것을 권하려면 그가 이 책을 읽을 필요가 있다거나 자신들의 성생활이 개선되었으면 하고 바라는 듯한 뉘앙스를 풍기지 않도록 하는 게 중요하다. 그것은 지나치게 심각하게 들릴 우려가 있고 그가 신통치 않다거나 좀 나아져야 할 필요가 있다는 뜻으로 받아들일지 모른다. 이런 식의 접근에 남자들은 쉽사리 모욕감을 느낀다.

대신 이렇게 말하는 것이 좋다 "이 책, 섹스에 관한 건데 우리 같이 읽어 봐요. 굉장히 재미있는데요." 혹은 "이거 정말 깜찍한 책이군요. 우리 교대로 읽자고요." 여자가 자기와 더불어 뭔가 새로운 시도를 해 보려고 한다는 것을 느끼면 남자는 훨씬 긍정적인 반응을 보일 것이다.

남자가 여자에게 권할 때도 마찬가지이다. 강요하는 듯한 인상을 주지 않게끔 주의해야 한다. 만약 여자가 읽지 않겠다고 하면 자기부터 읽은 다음 책에서 배운 것을 실제로 해보는 것이 좋다. 새로운 테크닉의 시도가 성공하면 그녀도 아마 책을 읽어 볼 마음이 생길 것이다.

어떤 경우든 상대방이 거부감을 보이면 너그럽게 받아들이고 당신부터 읽기 시작하라. 멋진 섹스를 위해 그녀가 노력하고 있다는 걸 느끼면 결국에는 그도 흥미를 보이게 될 것이다.

만일 상대가 흥미를 보이지 않으면 침실이나 화장실 등 손이 닿기 쉬운 곳에 책을 놓아둬라. 호기심이 일면 저절로 책을 펼쳐 볼 것이다.

파트너와 함께 소리 내어 읽어 보는 것은 섹스에 대한 당신의 감정을 자연스럽게 표현할 수 있는 좋은 계기가 된다. 어떤 대목에서 당신이 살짝 관심을 내비치거나 즐기는 듯한 기색을 보이면 상대방은 거기서 의미를 발견할 수 있다. 지금까지는 상대방을 비난하는 것처럼 들릴까 봐 내비치지 않았던 생각을 서로 자연스럽게 나눌 수도 있다. 활자화된 것은 받아들이기가 훨씬 쉬운 법이다.

또 다른 방법은 두 사람이 각자 책을 읽고 그 내용을 실행에 옮겨 보는 것이다. 하지만 둘이 함께 소리 내어 읽는 것이 서로의 마음을 아는 데는 가장 좋은 방법이다. 전체를 다 읽는 것이 무리라면 특별히 마음에 드는 부분만을 골라서 읽는 것도 괜찮다.

대체로 여자들은 침실에서 자기가 무엇을 원하는지 자세히 이야기하기를 꺼린다. 자신의 요구에 상대방이 기계적으로 응하는 것은 아무 소용이 없다고 생각하기 때문이다. 성애의 다양한 기술에 접해 본다는 것은 남녀 모두에게 분명 새로운 경험이 될 것이다. 이러한 새로움은 그들에게 낯선 열정을 경험하게 한다. 이 책을 쓴 목적은 단지 가르치기 위한 것이 아니라 새로운 경험을 하도록 자극하는 데 있다.

가끔 이 책에서 다루는 내용은 이미 다 아는 것들이라고 말하는 남자들도 있지만 이렇게 자신 있고 생생한 목소리로 다시 한 번 일깨워 준다는 데 의의가 있는 것이다. 그저 성에 관해 이야기를 하거나 섹스 북을 읽는 것만으로도 새로운 열정에 불을 댕길 수 있다.

이런 방법들을 모두 시도한 다음에는 자기가 특별히 좋아하는 것에 대해 아주 가끔씩이라도 서로 이야기해 볼 것을 권하고 싶다. 이 책에서 제시한 방법이나 기교 가운데 당신은 마음에 드는데 상대방은 싫어하는 것들도 있을 것이다. 어떤 경우에는 시간이 흐르면서 처음에 느꼈던 거부감이 차츰 사라지기도 한다.

그러나 상대방이 꺼리거나 불쾌감을 느끼는 일들을 일방적으로 요구하는 태도는 삼가야 한다. 섹스는 사랑하는 두 사람이 서로에게 주는 소중한 선물이다.

최선의 방법은 이 책에서 제시하고 있는 정보들을 담담하게 훑어본 다음 뷔페에서 입에 맞는 음식을 고르듯 당신 마음에 드는 것들을 골라 실행해 보는 것이다. 사람마다 취향과 기호가 다르다. 당신은 감자를 싫어하는 여자에게 감자를 좋아해야 한다고 설득할 수는 없을 것이며 자기가 싫어하는 감자를 좋아한다고 해서 상대방 남자를 못마땅하게 생각할 수는 없는 일이다.

시간이 지나도 섹스가 시들해지지 않고 열정이 식지 않게 하려면 우리의 바람과 욕망이 백안시되거나 비난의 대상이 되어서는 곤란하다. 성에 관해서는 될 수 있으면 일방적인 판단을 삼가는 접근 태도가 필요하다.

나는 이 책이 여러분이 이미 알고 있는 사실을 다시 한 번 일깨워주길 기대한다. 내 세미나에 참석했거나 내가 상담해준 수천의 커플들 못지않게 나 역시 이 책에서 내가 제시해 놓은 하나하나의 아이디어에 굉장히 많은 덕을 보고 있는 사람이다. 나는 당신이 이 책의 재미에 폭 빠져들어 앞으로도 두고두고 내용을 음미하면서 즐거운 나날을 보내길 바라마지 않는다. 멋진 섹스는 사랑을 아는 사람들에게 신이 내려 주신 선물이다. 그리고 당신은 그것을 누릴 자격이 있다.

이 책은 정상적이고 건강한 관계의 남녀를 위해 쓴 것이다. 만일 당신이 무책임하고 무분별한 섹스를 즐기거나 파트너가 에이즈에 감염되지 않았다고 100퍼센트 확신할 수 없다면 당신 자신을 보호하고 지키기 위해서 반드시 안전한 섹스를 염두에 두어야 한다. 로맨틱한 기분과 성감을 해치지 않으면서 안전한 성관계를 갖는 방법을 소개한 책들이 많이 나와 있다. 나는 당신이 에이즈뿐만 아니라 섹스를 통해 감염되는 여러 질병으로부터 자신을 지키는 방법들을 꼭 알아 둘 것을 권한다.

여성들은 더욱 조심할 필요가 있다. 이성간의 성관계에서 여성은 남성보다 에이즈에 감염될 위험이 상대적으로 높다. 왜냐하면 만일 남성의 정액에 에이즈 바이러스가 있다면 섹스 중에 여성의 질벽에 흔히 생기는 아주 작은 상처를 통해서도 그 바이러스가 혈관 속으로 침투할 수 있기 때문이다.

어떤 여성들은 성관계를 가질 때마다 남자에게 매번 콘돔을 사용할 것을 고집하기가 힘들다고 말한다. 그러나 단지 성감이 떨어진다는 이유만으로 콘돔 사용을 꺼리는 남자들을 위해 위험을 무릅쓰기엔 자신의 생명과 건강이 너무나도 소중함을 여성들은 잊어서는 안 된다. 요즘은 성감의 감소를 최소화한 다양한 브랜드의 콘돔과 윤활제가 시중에 나와 있고 섹스 도중에 자연스럽고 즐겁게 콘돔을 착용하는 방법도 얼마든지 있다.

에이즈나 다른 성병에 감염되거나 임신할지도 모른다고 걱정하는 여성들이 마음의 긴장을 풀고 상대방을 전적으로 신뢰하면서 마음껏 섹스에 몰입하기란 쉬운 일이 아님을 남성들은 기억해야 한다. 피차 뜨겁게 달아올랐을 때는 안전한 섹스의 중요성을 자칫 소홀히 하기 쉽지만, 만일 그가 언제나 그녀를 지켜 주려는 책임감을 갖고 있다면 그녀는 그런 그에게 더없이 고마움을 느낄 것이고 마음이 푹 놓이면서 훨씬 더 정열적으로 섹스에 임할 수 있을 것이다.

당신이 건강하고 책임 있는 남녀관계를 맺고 있으며 상대방과의 관계가 최소한 6개월쯤 되었으면 에이즈 검사를 받아 보는 것이 좋다 (에이즈 바이러스에 노출된 뒤 6개월 전까지는 피 검사에서 아무런 반응이 나타나지 않는 경우가 있다). 주치의나 보건소를 찾아가 둘이 함께 검사를 받는 것도 좋은 방법이다.

1. 멋진 섹스를 위한 침실 테크닉

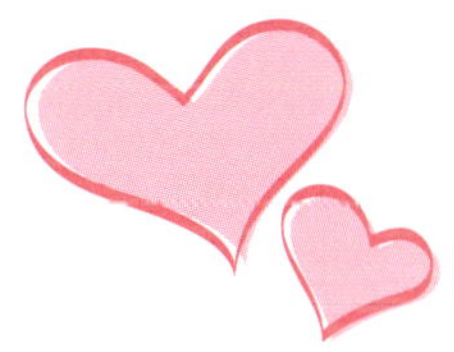

실제로 해봄으로써 얻는 특별한 보람 가운데 하나는 섹스가 날로 좋아지는다는 점이다. 열심히 일한 뒤에 즐기는 멋진 휴가처럼, 혹은 화창한 봄날에 숲속을 거닐거나 산의 정상을 바라보며 올라갈 때의 상쾌함처럼 근사한 섹스는 결과로서 얻는 만족을 넘어 몸과 마음과 영혼에까지 활기를 불어넣는다. 그것은 우리의 삶을 밝게 만들고 가장 솔직한 방식으로 우리의 관계를 튼튼하게 이어준다.

멋진 섹스는 열정이 식지 않았음을 보여줄 뿐만 아니라 관계 속의 열정을 창조하는 중요한 요소이기도 하다. 그것은 우리 가슴을 사랑으로 가득 채우고 우리의 심리적인 욕구를 충족시켜 준다. 애정 어린 섹스, 정열적인 섹스, 감각적인 섹스, 긴 섹스, 짧은 섹스, 급히 하는 섹스, 장난스런 섹스, 감미로운 섹스, 거친 섹스, 부드러운 섹스, 격렬한 섹스,

로맨틱한 섹스, 목표를 향해 돌진하는 섹스, 에로틱한 섹스, 간단한 섹스, 침착한 섹스, 뜨거운 섹스…… 이 모두가 사랑의 열정을 지속해 나가는 데 저마다 중요한 몫을 차지하고 있다.

멋진 섹스는 열정이 식지 않았음을 보여줄 뿐만 아니라 관계 속의 열정을 창조해 내는 중요한 요소이기도 하다.

여성과 멋진 섹스

멋진 섹스는 여성을 부드럽게 만들고 마음을 열어 사랑을 느끼게 할뿐 아니라 자신에 대한 상대방의 사랑을 가장 확실히 기억하게 한다. 상대의 센스 있고 능숙한 손길은 그녀가 그에게 소중한 존재라는 생각을 갖게 해준다. 마음속에서 사랑을 갈망하는 그녀는 상대방의 다정하고 정열적인 행위로 충족감을 만끽한다. 당면한 긴장감은 그녀가 여성성(feminine being)의 가장 깊은 갈망에 다시 한 번 몸을 내맡기는 순간 일시에 해소된다. 사랑하고 사랑받기를 바라는 그녀의 갈망이 완전히 충족되는 순간인 것이다.

남성과 멋진 섹스

멋진 섹스는 남성이 느끼는 모든 좌절감으로부터 그를 해방시키고 관계에 대한 책임감과 열정에 다시금 불을 붙인다. 그만큼 즉각적으로 그의 노력의 결과가 나타나는 것도 없다. 그녀의 만족이 그의 궁극적인 목표이자 전리품이다. 그녀가 보여주는 따뜻하고 촉촉한 반응은 그의 가장 심오한 남성성(masculine being)을 자극하고 흥분시킨다. 천국의 문이 열리고 그가 안으로 들어간다! 그녀의 만족을 통해서 그는 자신의 목표가 달성되었음을 느끼고 그의 사랑이 고맙게 받아들여졌음을 절감한다. 때로 감추어져 있지만 늘 존재하는 사랑에 대한 갈망은 그가 그녀의 몸 속 깊이 머무른 채 현실 세계로 돌아오면서 충족된다.

멋진 섹스는 신이 주신 특별한 선물

멋진 섹스는 맨 처음 두 사람이 하나가 되었을 때의 그 부드럽고 황홀했던 사랑을 남녀 모두에게 일깨운다. 위대한 성의 연금술은 상대방을 마음껏 탐닉할 수 있도록 뇌와 신체에 화학변화를 일으킨다.

그것은 남녀의 성적 매력을 한층 증대시킬 뿐만 아니라 원기를 왕성하게 하고 우리의 건강을 증진시킨다. 그것은 우리에게 활기찬 젊음의 불꽃을 일으킬 뿐만 아니라 아름다움과 경이로움을 일깨우고 서로에 대해서, 그리고 자신을 둘러싸고 있는 세계에 대해서 감사하는 마음을 갖게 한다. 멋진 섹스는 자기 인생에서 무엇보다 사랑에 우선순위를 두려고 노력하는 사람들에게 신이 내려 주신 특별한 선물이다.

결혼과 우정을 구분하는 가장 중요한 특징을 꼽는다면 그것은 섹스이다. 남녀가 함께 할 수 있는 활동 가운데 각자의 남성적 특질과 여성적 특질을 가장 유감없이 발휘하도록 하는 것이 바로 섹스이다.

멋진 섹스는 여성의 여성성을 확인시키고 그녀의 마음을 부드럽게 녹여 주는 반면 남성에게는 남성성을 확인시키면서 그의 힘을 북돋는다. 섹스는 남자와 여자를 더 가까워지게 하고 멀어지게도 하는 엄청난 영향력을 갖고 있다.

멋진 성을 창조하기 위해서는 남녀를 막론하고 타고난 본능에 의존하는 것만으로는 충분치가 못하다. 시대가 바뀌면서 섹스의 질이 한층 중요하게 부각되고 있다. 우리 어머니들이 가르쳐 줄 수 없었고 우리 아버지들이 알지 못하셨던 것이 바로 근사한 섹스의 비결인 것이다. 의사 전달의 기술이나 대화술이 변했듯이 섹스의 기술도 예전과 달라졌다. 이제는 잠자리에서 파트너를 만족시키려면 새로운 기술을 습득해야 하는 것이다.

섹스에 대한 서로의 욕구가 어떻게 다른지 명확하게 인식하지 못한 채 몇 년이 지나면-더러는 몇 달이 되기도 한다-섹스는 그저 기계적이고 판에 박힌 일상이 되고 만다. 몇 가지 중요한 변화를 시도해 봄으로써 우리는 이 같은 패턴에서 벗어날 수 있다.

여자는 근사한 섹스를 좋아한다

근사한 섹스를 하려면 먼저 성을 긍정적이고 적극적으로 받아들이는 자세를 가져야 한다. 남자가 파트너에게서 여전히 성적인 매력을 느끼려면 그녀도 자기와 마찬가지로 섹스를 좋아한다는 느낌이 필요하다. 남자들은 여자의 어떤 제스처를 섹스에 흥미가 없다는 뜻으로 잘못 이해하고 패배감을 느끼는 경우가 종종 있다. 성 문제에서 남녀가 얼마나 다른지 알지 못하면 그런 오해가 빚어지기 쉽다.

여자도 남자 못지않게 멋진 섹스를 좋아한다. 단 남자와 다른 점은 여자는 사랑에 대한 욕구가 먼저 충족되지 않으면 강렬한 성욕이 일어나지 않는다는 것이다. 자기가 그에게 특별한 존재이며 그의 사랑을 받고 있다는 느낌이 여자에게는 무엇보다 중요하다. 이렇게 해서 그녀의 마음이 열리면 비로소 육체가 열리고 그때 여자가 느끼는 갈망은 남자와 같거나 오히려 더 강렬하다. 그녀에게는 사랑이 섹스보다 훨씬 더 중요하지만 일단 사랑의 욕구가 채워지면 섹스의 중요성은 놀라울 만큼 커진다.

설령 사랑받고 있다는 느낌이 확실하지 않고 그저 그럴 가능성에 불과한 경우에도 그녀는 섹스에 대한 욕망을 가질 수 있다. 그러나 일반적으로 남자들은 기회와 장소만 적당하면 성적으로 흥분할 수 있다. 이성 관계를 맺으면서 성적인 욕망에 사로잡히는 경우는 남자들이 훨씬 빠르며 그러한 반응은 저절로 일어난다.

남녀의 생리적 차이

이렇듯 반응 속도가 다른 것은 남녀의 생리적 차이에서 비롯된다. 성적 흥분과 관련된 남성의 호르몬은 순간적으로 집결했다가 오르가슴 이후 급속히 방출된다. 여성의 경우는 쾌감이 고조되는 속도가 훨씬 더디고 오르가슴 이후에도 꽤 오래도록 남는다.

여성들은 섹스를 하고픈 육체적인 욕구를 느끼기까지는 꽤 오랜 시간이 걸린다. 여자는 먼저 도발적이고 관능적이고 매혹적인 느낌이 있어야 성적인 자극을 갈망하게 된다. 한 남자에게 끌리는 기분을 맛보면서 그녀는 둘이 함께 있는 시간을 즐긴다. 성관계를 원하게 되기까지는 며칠이 걸릴지도 모른다.

남자들은 대번에 성적 흥분에 사로잡힌다. 그들로서는 며칠을 기다리는 데 굉장한 자제력이 필요하다. 그들은 직접 경험해 보지 않았으므로 여자들의 그런 필요조건을 이해하지 못한다.

여자들은 섹스를 하고픈 육체적인 욕구를 느끼기까지 꽤 오랜 시간이 필요하다. 이는 남자들의 경험과는 거리가 있는 것이어서 여자들의 이 같은 필요조건을 남자들은 이해하지 못한다.

여행을 마치고 집에 돌아온 남편은 들어오자마자 섹스를 원하는데 반해 그의 아내는 이야기도 나누고 분위기를 부드럽게 하는 시간을 갖고 싶어 한다. 이런 차이를 이해하지 못하면 남자는 아내로부터 거부당했다는 생각에 불쾌해질 것이고 여자는 남편이 자기를 그저 성적인 대상으로만 여긴다고 생각할지 모른다.

새로이 누군가를 사귀기 시작해 성관계를 갖기까지 시간이 필요한 여자에게 남자는 비교적 이해하는 태도를 보인다. 그러나 일단 두 사람이 잠자리를 같이 하고 나면 남자는 여자가 여전히 성관계 전에 정서적 의무를 필요로 한다는 사실을 깨닫지 못한다. 솔직히 말해서 정서적 의무는 일종의 입장료 같은 것이다. 남자에겐 그런 것이 별로 필요하지 않으므로 그는 그 중요성을 이해하지 못하고 그녀의 욕구를 소홀히 하기 쉽다.

남자들은 그저 한 가지밖에 몰라요

남자들은 그저 한 가지, 섹스밖에 모른다고 여자들은 흔히 생각한다. 그러나 사실은 남자도 여자 못지않게 사랑을 원한다. 하지만 그가 마음을 열고 상대의 사랑을 받아들이는 데 필수적인 것은 바로 성적인 각성이다. 여자가 섹스에 앞서 애정표현을 필요로 하듯 남자는 사랑의 감정을 느끼기 위해 섹스가 필요한 것이다.

일반적으로 여자는 성적인 접촉을 갈망하기에 '앞서' 정서적인 만족감이 필요하다. 그러나 남자는 '섹스 중'에 정서적인 만족감을 만끽한다.

여자가 섹스에 앞서 정서적 애정표현이 필요한 것처럼 남자는 사랑을 느끼기 위해 섹스를 필요로 한다.

여자는 남자의 이런 특성을 이해하지 못한다. 남자가 성관계를 그렇게 서두르는 숨은 이유는 섹스를 하면서 그의 감정이 되살아나기 때문이다.

하루 온종일 일에 몰두할 때 그는 사랑의 감정을 잠시 잃어버린다. 잃어버린 그의 감정을 섹스가 되살려 준다. 남자의 마음은 섹스를 통해 열린다. 그 순간이 그에게는 사랑을 한껏 주고 받을 수 있는 순간인 것이다.

여자가 이러한 차이를 이해하면 섹스에 대한 그녀의 전체적인 시각이 바뀐다. 남자의 성욕은 애정과 별개인 본능이라고 여겼던 그녀가 섹스를 사랑을 찾아 나가는 과정으로 보기 시작한다. 왜 남자가 섹스를 필요로 하는지를 이해하게 되면 남자들은 그저 섹스밖에 모르는 존재라던 그녀의 생각이 극적으로 변화한다.

왜 남자에게 섹스가 필요한가

남자들은 느끼기 위해 섹스를 한다. 수천 년 동안 그들은 자신의 감정이나 정서, 감성 따위를 억누른 채 보호자와 조달자로서의 가장 기본적인 역할에 스스로를 적응시켜 왔다. 그들에겐 그 일이 너무 중요해서 한가롭게 감정을 더듬고 앉아 있을 여유가 없었다. 그러고 있다가는 남들보다 뒤처지거나 방해가 될지 모르는 일이었다.

거친 들판으로 나가거나 싸움을 하러 나가면서 그들은 감정 따위는 잠시 옆으로 밀쳐 두어야 했을 것이다. 식량을 조달하고 위험으로부터 가족을 지키기 위해 남자들은 때론 생명의 위협을 무릅써야 했을 것이고 그러는 동안 따가운 햇볕이나 살을 에는 듯한 추위쯤은 몸으로 견뎌야 했으리라. 그들은 날이 갈수록 둔감해짐으로써 이런 자연의 요구에 점차 적응해 갔다. 실제로 이러한 차이는 피부의 민감성에서 극명하게 드러난다. 여성의 피부는 남자의 피부보다 열 배쯤 더 민감하다.

고통과 맞서 싸우기 위해 남자들은 감정을 아예 차단해 버렸다. 그러나 고통을 느끼지 못하게 되면서 기쁨과 사랑을 느끼는 능력까지 함께 잃어버리고 만 것이다. 대부분의 남자들에게 망치로 손가락을 찧거나 축구경기를 보는 행위와 달리 섹스는 감정을 이끌어 낼 수 있는 유일한 수단이다. 남자는 성적으로 흥분할 때 가슴속에 감추어져 있던 사랑을 발견한다. 섹스를 통해 그는 느낌을 되찾음으로써 자기 자신으로 돌아올 수 있는 것이다.

왜 여자들은 이해하지 못하는가

감정을 표현하게 되기까지의 과정이 다르므로 여자들은 이러한 차이를 이해하지 못한다. 여자가 자신의 감정을 표현할 때 무엇보다도 필요한 것은 심리적 안정감이다. 상대방과 마음이 통하고 그의 지지를 받고 있다고 느낄 때 여자는 가슴속의 사랑을 발견한다. 이렇게 정서적 욕구가 충족되면 비로소 성적 욕구가 더욱더 중요하게 떠오른다.

섹스는 원하면서 파트너인 여자와 대화조차 하지 않거나 며칠씩 연락하지 않고 그녀의 존재를 무시하는 남자의 태도를 여자들은 이해하지 못한다. 그녀에게는 남자의 이런 태도가 마치 두 사람의 관계는 어떻게 되든 상관없다는 듯이 비쳐진다. 남자가 섹스를 갈망하는 것은 그가 다시금 상대와 감정적으로 한데 이어지기를 원한다는 뜻이며 사랑을 나누고 싶어서임을 여자는 모른다. 여자에게 대화가 중요한 만큼 남자에겐 섹스가 중요하다.

행위 도중에 여자가 보이는 성적 반응은 남자가 사랑받고 있음을 알리는 가장 강력한 경험이다. 섹스는 남자의 사랑에 다시 불을 붙이는 가장 좋은 수단이다.

우리의 어머니들은 남자의 마음을 사로잡으려면 위(胃)를 즐겁게 해야 한다고 말씀하셨지만 그건 아무래도 우선순위에서 더 내려와야 할 것 같다. 섹스야말로 그의 마음으로 들어가는 지름길인 것이다.

남자는 무엇을 필요로 하는가

남자는 상대방으로부터 인정받고 신뢰와 감사의 대상이 될 때 강한 자신감을 느끼고 힘이 솟구친다. 여자가 성적으로 흥분할 때 사실 그녀는 남자가 가장 필요로 하는 것을 대량 투여하고 있는 것이다.

목이 말라 사막을 헤매던 그는 섹스를 통해 마침내 마음의 긴장을 풀고 감정의 오아시스에서 목을 축인다.

어떤 남자와의 섹스를 갈망할 때 여자는 그 어느 때보다 열린 마음으로 그를 신뢰하게 된다. 극적인 표현으로 들릴지 모르지만 그럴 때 여자는 모든 방어 자세를 허물고 자신의 알몸을 드러내 보일 뿐만 아니라 그를 몸 속으로, 존재 속으로 받아들이는 것이다. 자기에게 성적인 갈망을 표현하는 여자를 보면서 남자는 상대방이 자기를 전폭적으로 받아들이고 있음을 느낀다. 그리고 여자가 자신의 손길 하나하나에 민감하게 반응하고 만족스러워하면 남자는 자기 행위가 상대방에게 인정받고 감사의 대상이 되고 있음을 절감한다. 실제적이고 가장 명백한 방식으로 그는 자신의 행위에 대한 반응을 느낄 수 있는 것이다.

설령 그의 하루가 긴장의 연속이었다고 해도 만일 아내가 사랑받고 있음을 느끼고 행복해하고 그와의 섹스를 즐거워하면 그는 이내 원기를 회복한다. 그의 기분이 나아진 것은 언뜻 섹스 때문인 것처럼 보이겠지만 실은 그가 자기 감정을 되찾고 그녀의 사랑 속으로 들어왔기 때문이다. 그는 이제 더 이상 자신의 감정과 유리되어 있지 않으며 자신의 존재 가운데 황폐하게 버려졌던 한 부분으로 다시 돌아온다. 그는 다시금 온전한 존재가 된 자기 자신을 느낀다.

그녀의 부드러운 피부를 어루만지고 사랑을 나눌 준비가 된 뜨거운 몸 속으로 들어가기까지 그는 단단한 남성성을 유지하는 한편 자신도 부드러움과 뜨거움을 경험한다. 격렬한 욕망의 봇물을 능숙하게 조절해 나가면서 그는 감정의 즐거운 향연을 향해 조금씩 마음을 열어 갈 뿐 아니라 상대를 사랑하고 그에 대한 보답으로 사랑을 받는 헤아릴 수 없는 기쁨을 느끼는 것이다.

무엇이 섹스를 근사하게 하는가

무엇이 멋진 섹스를 가능하게 하는지를 내가 깨닫기 시작한 것은 바니와의 결혼생활이 5년째로 접어들 무렵이었다.

한번은 아주 만족스런 섹스를 하고 나서 내가 이렇게 말했다.

"와, 정말 좋은데. 너무 멋졌어. 한순간 한순간이 황홀함의 연속이었어. 마치 신혼 시절로 돌아간 것 같기도 하고……."

나는 바니가 고개를 끄덕여 공감을 나타내거나 아니면 이런 말을 할 줄 알았다.

"그래요. 정말 근사했어요."

그런데 그게 아니었다. 아내는 다소 난처한 듯한 표정을 지었다.

내가 물었다.

"어, 당신은 별로 좋지 않았던 거요?"

바니는 아주 사실적인 어조로 말했다.

"내 생각엔 신혼 때보다 훨씬 나아진 것 같은데요."

나는 갑자기 혼란에 휩싸였다.

'나아졌다니, 무슨 뜻이지? 그럼 신혼 초에는 거짓으로 만족한 척했다는 말인가? 어떻게 훨씬 나아졌다고 말할 수가 있어? 그땐 그다지 좋지 않았다는 거 아냐?'

아내가 말을 계속했다.

"처음으로 당신과 섹스를 했을 때 참 멋졌어요. 하지만 그땐 당신이 나를 잘 안다고 할 수 없었고 나 역시 마찬가지였죠. 누군가를 정말로 알게 되기까지는 적어도 몇 년이 걸리잖아요. 이제 이렇게 사랑을 나누는 우리는 서로를 더 잘 안다고 할 수 있어요. 당신은 지금 내 장점이 뭔지 단점이 뭔지 훤히 알지만 여전히 나를 원하고 또 사랑하잖아요. 내게는 그 사실이 섹스를 더 황홀하게 만들어요."

나는 그제야 그녀가 무엇을 말하려는 것인지 알았다. 섹스를 근사하게 만드는 것은 바로 사랑이다. 당신이 누군가를 더욱 잘 알게 되고 친밀감과 애정이 깊을수록 성적 경험은 더욱 활짝 꽃을 피울 수 있다.

세월이 흐르면서 나의 성적인 경험도 바뀌어 왔다. 그 변화는 너무나 서서히 일어나서 나는 아내가 그런 말을 하기 전까지는 알아채지도 못했다. 이러한 사실을 알고 나서 나는 어떻게 하면 더 멋진 성생활을 누릴 수 있을지에 대해 관심을 갖게 되었다.

다음 장에서는 섹스를 지속적으로 향상시키고 성 경험을 풍부하게 하는 방법을 알아보기로 하겠다

2. 섹스 그리고 열정

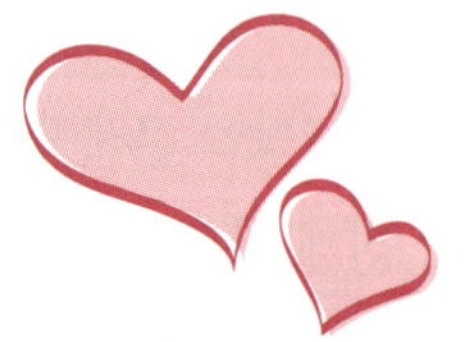

열정이 없다면

섹스는 따분하고 판에 박은 듯한 일상사가 되어 버린다. 향상된 침실 기술과 사랑의 힘으로 당신은 세월이 흐를수록 멋진 열정과 더 큰 만족을 얻을 수 있다. 남자는 세월이 흐르면서 열정이 점차 사그라지는 대신에 아내의 벗은 몸을 보고 만지면서 점점 더 뜨겁게 달아오를 수 있다. 그것은 단지 육체적인 흥분이나 강렬한 섹스가 가져다주는 쾌감이 아니라 아내를 사랑하고 또 사랑받고 있다는 느낌에서 오는 깊은 애정과 다정함, 그리고 열정의 소산이다. 이러한 자각은 섹스를 단순한 성적 흥분이나 정욕을 넘어 더 높은 차원으로 승화시킨다.

자신을 향한 남자의 열정을 느끼면 여자는 한몸이 되어 자기를 즐겁게 해주려는 그의 지칠 줄 모르는 욕망에 기꺼이 동참한다. 그녀도 섹스를 남자에게 활기를 주고 사랑을 나눌 수 있는 기회로 인식한다.

섹스는 그에 대한 그녀의 사랑을 아름답게 표현하는 수단이며 그의 사랑을 그녀가 가장 깊숙이 받아들일 수 있는 기회이다.

향상된 침실 기술을 익히게 되면 남자는 섹스를 통해 그녀에게 사랑을 줄 뿐만 아니라 자신이 갈망하던 사랑을 받고 있음을 명확히 인식하게 될 것이다. 그러면 그는 단지 성적인 자극이 자기를 흥분시켰기 때문에 그녀에게 접근하는 것이 아니라 그녀를 사랑하고 그녀와 더 가까워지고 싶기 때문에 그녀에게 다가가게 될 것이다.

> 여성의 성적 만족감이 증대되려면 관계 속에서 자기가 지지받고 있다는 정서적 만족감이 충족되어야겠지만 남자가 자기와 다른 그녀의 성적 욕구를 잘 이해하는 것도 그에 못지않게 중요하다.

사랑이 있는 섹스는 위대하며 그것은 날로 자라나는 사랑 속에서 더욱 빛을 발한다. 여성의 성적인 만족감이 증대되려면 먼저 관계 속에서 지지받고 있다는 정서적 욕구가 충족되어야겠지만 남자가 그녀의 상이한 성적 욕구를 잘 이해하는 것도 그에 못지않게 중요하다.

남성의 성적 만족감이 증대되려면 무엇보다도 상대방을 성적으로 만족시킬 수 있다는 자신감이 필요하다. 그러려면 일상적인 관계뿐 아니라 침실에서도 그녀에게 새로움을 안겨 줄 수 있어야 한다.

어떻게 섹스가 나아지는가

섹스는 얼마든지 개선할 수 있다. 그러나 모든 것이 그렇듯이 거기에는 새로운 정보가 필요하고 그 정보를 실행에 옮기는 노력이 요구된다. 대부분의 남자들은 섹스를 어떻게 하는지 한 번도 배운 적이 없다. 일단 발기가 되고 마스터베이션을 할 수 있으면 그들은 성에 대해 다 아는 것처럼 여긴다. 물론 그들은 그것을 어디다 넣어야 하는지 어떻게 하면 2분 만에 사정할 수 있는지는 알고 있다.

그러나 여자에게 오르가슴을 느끼게 하는 기술은 그런 것과는 전혀 다른 얘기다. 여자가 되어 보지 않은 이상 무엇이 여자를 행복하게 하는지 남자가 어떻게 알겠는가? 멋진 성생활을 위해서 남자는 여성의 몸을 이해해야 하고 무엇이 그들을 달아오르게 하는지 알아야만 한다.

침실에서 여자를 정말로 행복하게 하는 것이 무엇인지를 남자들이 알아내기 어려운 이유는 그들이 이미 다 알고 있다고 믿기 때문이다. 그는 자기가 좋아하는 것은 여자도 좋아할 거라는 잘못된 믿음을 갖고 있다. 그래서 여자가 만족을 느끼지 못하면 그는 자기 테크닉에 문제가 있다고 생각하는 것이 아니라 그녀에게 뭔가 문제가 있다고 생각한다. 그는 침실에서 여자가 원하는 것은 남자의 욕구와 너무도 다르다는 사실을 모르는 것이다.

> 남자는 침실에서 여자가 느끼는 성적인 욕구가 남자의 그것과 사뭇 다르다는 사실을 잘 모른다. 자기가 좋아하는 것은 여자도 좋아할 거라는 그릇된 믿음을 갖고 있다.

첫 경험

나는 지금도 나의 첫 경험을 생생히 기억하고 있다. 그때 그녀와 나는 성에 관한 이야기를 하다가 자연스럽게 합의에 이르렀다. 우리는 하나도 빼놓지 말고 전부 경험해 보기로 했다. 나는 무지무지하게 흥분해 있었다. 나는 본능적으로 가능한 한 빨리 베이스를 돌기 시작했다. 어서 점수를 내겠다는 마음에서였다. 1루에서는 키스를 했다. 2루에서 나는 그녀의 국부에 손을 댔다. 3루에서는 그녀의 몸 속으로 들어갔고 이어서 오르가슴으로 홈 베이스를 밟았다.

목적지에 도달하기 전에 나는 그녀가 나와 다른 전략으로 나오고 있음을 깨달았다. 그녀는 나의 성감대를 직접 공략하지 않았다. 마치 일부러 스트라이크 아웃을 당하려는 타자 같았다. 그녀는 아래 위로 천천히 손길을 움직여 갔다. 그녀의 손이 내 허벅지 아래로 내려가는가 싶더니 다시 가슴으로 올라 왔다. 팔을 가만히 어루만지기도 하고 다시 가슴으로 등으로 손길을 옮겨 갔다. 그녀는 내가 별로 원하지 않는 부분을 샅샅이 훑고 있는 것이었다. 우리는 하고 싶었던 것을 다 해보기로 했으므로 나는 그녀의 손목을 잡고 내 다리 사이에 갖다 댔다. 그리고는 말했다.

"거기야!"

나는 그때 그녀가 무엇을 하고 있는 것인지 이해하지 못했다. 나는 그녀가 나를 괴롭히려 한다고 생각했다. 나는 온몸을 애무하는 데는 아무런 흥미가 없었다. 그녀가 만져 주기를 바랐던 곳은 딱 한 군데뿐이었으니까. 나중에 여자의 몸에 대해 알게 되면서 나는 그녀가 받고 싶은 대로 내게 했음을 깨달았다.

남자들은 여자가 무엇을 좋아하는지 본능적으로 알지 못한다. 그뿐만 아니라 이러이러하다고 일러 주어도 곧잘 잊어버린다. 성에 관한 지침서든 섹스를 언급한 노래 가사든 그 내용은 한결같다. 여자는 손길이 느리고 섬세한 남자를 좋아한다. 그러나 남자는 일단 흥분하면 박차를 가한다. 그는 자기가 그러하므로 여자도 속도를 내는 것을 좋아하리라 지레짐작한다. 그는 자신의 욕망을 억제하고 속도를 조절함으로써 여자를 얼마나 흥분으로 몰아넣을 수 있는지 알지 못한다.

남자가 성적으로 흥분하면, 그가 받고 싶어 하는 종류의 자극을 여자에게 준다. 그러나 그것은 그녀가 원하는 자극과는 크게 다르다. 횟수를 거듭할수록 더욱 나아지는 섹스를 원한다면 남자는 여자가 지닌 독특한 욕구를 파악하고 있어야 하고 여자는 상대방이 성공적으로 자기에게 만족을 줄 수 있도록 그를 도와야 한다.

섹스의 남녀 차이

섹스란 남녀에게 전혀 다른 경험이다. 남자의 쾌감은 주로 성적 긴장의 해소에서 온다. 여자는 그와 정반대이다. 여자에게 성적 쾌감은 기본적으로 긴장감이 조금씩 쌓여 가면서 온다. 자신이 섹스를 원하고 있다는 사실을 얼마나 느낄 수 있느냐에 따라 여성의 만족감은 그만큼 커진다.

남자에게 섹스란 마지막 절정의 순간에 사정을 하기 위한 테스토스테론(남성 호르몬)의 작용이다. 남자가 성적으로 흥분하면 자동적으로 그것을 해소할 길을 모색한다. 남자의 성적 만족감은 성적 긴장의 해소와 직결되어 있고 그것이 해소되는 순간이 곧 오르가슴이다.

생물학적으로 남자의 몸 안에는 방출되기를 기다리는 정액낭이 있다. 성적인 자극이 주어져야만 비로소 액체가 분비되는 여자와 달리 남자는 성적으로 흥분하는 순간부터 벌써 정액을 방출하려고 애쓴다. 즉, 여자는 채우려고 노력하는 반면 남자는 비우려고 노력하는 것이다.

자신의 성감대에 집중되어 있는 남자의 관심은 타고난 것이다. 남자가 성적으로 흥분하기까지는 거의 아무 도움도 필요 없지만 그 흥분을 해소하는 데는 도움이 필요하다. 남자는 이 흥분을 종식시키려고 하는 반면에 여자는 보다 깊은 내부의 갈망을 느끼기 위해 성적 긴장감을 점차 높여 가려고 한다.

여자는 자신의 가장 민감한 부분에 손길이 닿기를 스스로 갈망할 수 있도록 그녀의 욕망을 서서히 몰아가는 남자를 좋아한다. 한 번에 한 가지씩 벗겨져 나가면서 그녀는 자신의 관능이 속속들이 모습을 드러낼 수 있기를 갈망한다. 그가 성적 자극에 대한 욕망을 속히 풀어 버리려 할수록 그녀는 갈증을 더욱더 느끼고 자신의 욕망이 조금씩 부풀어 오르는 느낌을 그리워하게 된다.

왜 남자는 긴장 해소를 열망하는가

여자의 부드러운 젖가슴을 어루만지고 매끄러운 허벅지를 쓰다듬으면서, 그리고 촉촉히 젖은 그녀의 은밀한 곳에 손을 대면서 남자는 자기 내면의 감정이 사랑과 기쁨의 고리에 연결되는 것을 경험하기 시작한다. 그녀의 부드러운 여성성에 손길이 미치면 그는 내면에 감추어져 있던 부드러움을 발휘할 수 있게 되지만 그 자신은 단단하고 강력한 남성성을 그대로 유지하고 있다.

관능성은 남성 존재의 일부분이지만 주로 그는 여성의 몸을 애무하고 그녀의 쾌감 어린 반응을 느끼면서 그것을 체감한다. 아내와 멋진 성관계를 갖고 나서 우리 집 주변의 나무들이 얼마나 아름다운지 그간 잊고 살았다는 것을 깨달은 적이 한두 번이 아니었다. 그럴 때마다 나는 밖으로 나가서 상쾌한 공기를 가슴 깊이 들이마시며 내가 살아 있음을 새삼 느끼곤 했다.

일터에서도 내가 살아 있다는 느낌을 가질 수 없는 것은 아니지만 아내와의 근사한 섹스야말로 직장에서 목표를 향해 전력을 다하느라 쉽사리 잊어버리는 나의 감각을 일깨우고 내게 다시금 활기를 불어넣는다. 섹스는 내가 잠시 발걸음을 멈추고 꽃 향기를 맡을 수 있도록 도와준다.

일상생활이 감정이 끼여들 여지가 없는 건조한 것일수록 남자는 성적 자극과 그 해소에 더욱더 열을 올린다. 섹스의 각 단계에서 얻는 강렬한 기쁨은 그가 감정을 되찾고 마음을 열게끔 해준다. 그에게 섹스에 대한 갈망은 쾌락을 얻기 위한 것일 뿐만 아니라 사랑을 느끼기 위한 것이기도 하다.

비록 그가 의식하지 못할는지 몰라도 그의 집요한 성적 갈망은 실은 완전함을 추구하는 그의 영혼인 것이다. 오직 정신만을 가지고 사는 황량한 풍경이 이로써 풍요롭고 감각적이고 다채롭고 달큼한 냄새가 나는 마음의 옥토와 한데 어울리게 된다.

육체적인 접촉에 대한 갈망이 충족되면, 느낄 수 있는 그의 능력은 저절로 향상된다. 자신에 대한 느낌이 되살아남에 따라 엄청난 에너지가 방출된다. 그는 비로소 기쁨과 사랑과 평화를 다시 느낄 수 있게 된 것이다.

섹스의 즐거움

섹스를 하기 전에 남자는 여성의 몸 안으로 들어가고 싶다는 주체할 수 없는 욕망을 갖는다. 단단하게 일어선 페니스는 오직 그녀의 가장 여성스러운 비밀의 방에 들어가려고 전력을 다한다. 마침내 그녀의 질 속으로 미끄러져 들어가면서 그의 쾌감은 아주 격렬해진다. 이러한 쾌감은 성적 긴장의 해소에서 온다.

그의 페니스가 따뜻하고 촉촉한 그녀의 질 속으로 들어가 사방을 누비게 되면 그의 존재 전체에 영양이 공급된다. 그는 지적인 초연함이 돋보였던 건조지대에서 예민하고 감각적인 감정이 숨 쉬는 물기 어린 동굴로 옮겨 간다.

페니스는 남자의 몸 가운데서 가장 민감한 부분이다. 그곳에 손길이 닿으면 그는 온몸으로 그 손길을 느끼고 흥분하며 쾌감에 몸을 떤다. 그의 합리적인 정신에 의해 걸핏하면 뒷전으로 밀려 사라지곤 했던 사랑과 애착의 감정이 강렬한 성적 만족으로 갑자기 깨어난다.

그를 환영하는 촉촉한 질 속으로 들어가면서 그는 목적지에 닿았다는 만족감에 젖는다. 성적인 긴장이 해소되는 순간 그는 감정이 물밀듯이 밀려오는 것을 경험한다.

삽입으로 일단 긴장을 해소한 뒤 그는 다시금 그 팽팽한 긴장감을 맛보기 위해 뒤로 물러났다가 다시 앞으로 돌진한다. 전진과 후퇴를 되풀이하는 피스톤 운동은 긴장감을 증폭시키고 그에 따라 긴장이 풀리는 순간의 느낌도 한층 강렬해진다. 이렇게 해서 마지막의 절정에 이를 때까지 긴장이 점점 고조되어 간다.

남자는 어떻게 사랑을 느끼는가

남자는 자신의 목표를 이루었을 때 자유롭게 감정에 젖는다. 그의 남성적인 부분이 성공적으로 임무를 완수하고 나면 그는 여성적 자아로 슬며시 옮아가 그 느낌을 한껏 즐길 수 있다. 자신의 욕망이 충족되고 파트너에게도 만족감을 안겨 주어야 그는 마음의 긴장을 풀고 보다 넓은 의미의 평온함과 사랑, 그리고 기쁨을 맛보게 되는 것이다.

어떻게 보면 남자는 자기와 상대방이 함께 오르가슴을 경험해야 비로소 할 일을 다했다고 생각하며 그에게 상대방이 보여주는 애정과 감사로써 충분히 보상을 받았다고 느낀다.

그를 향한 여자의 사랑이 어느 정도이든 간에 소중한 절정의 순간에는 그 사랑을 극대화할 수 있다.

그는 여자가 먼저 절정에 이르도록 함으로써 이번에는 여자가 그의 오르가슴을 위해 전력을 다하게끔 할 수 있다. 여자는 이미 오르가슴을 느꼈으므로 그에게 모든 애정과 정열을 쏟아 부을 수 있게 된다. 절정의 순간에 그는 그녀와 완전히 하나가 되어 그녀의 사랑이 오롯이 자신에게 향하도록 할 수 있는 것이다. 그를 향한 사랑이 어느 정도이든 간에 그 소중한 절정의 순간만큼은 그것을 극대화할 수 있다.

절정의 순간에 마음이 열리면 그는 자신의 사랑의 깊이를 느끼고 그녀와의 유대감을 재확인한다.

더욱이 그녀가 이미 만족감을 느꼈고 그에게 고마워한다는 것을 느끼고 있다면 그는 그 순간 마음껏 자신의 쾌락에 탐닉할 수 있다. 어느 때보다도 그녀의 사랑을 깊숙이 받아들이고 자신의 사랑을 가슴으로 느끼며 감정적으로 그녀와 다시금 하나로 연결될 수 있는 것이다.

멋진 섹스 요법

남자의 마음속에 쌓여 가던 어떤 원망도 멋진 섹스를 경험하는 순간 쉽게 씻겨진다. 남자에게 근사한 섹스만큼 효과적인 치료법은 없다. 간혹 멋진 섹스를 경험할 수 있는 단계에 이르기 위해 치료나 상담이 필요한 경우도 있지만 일단 그 단계에 이르고 나면 훌륭한 섹스야말로 열정적인 사랑이 꺼지지 않게 하고 남자를 지탱시켜 주는 최상의 방책이다.

정기적으로 그런 성관계를 맺지 않는다면 남자는 상대방을 얼마나 사랑하는지 잊어버리기 쉽다. 그는 그녀가 그저 편안하고 상냥하고 친절하기를 바라겠지만 그들이 처음에 느꼈던 깊은 유대감은 느낄 수 없을 것이다.

그들 사이에 멋진 성관계가 없다면 그녀의 작은 결점들이 그의 눈에 점점 더 크게 보이기 시작할 것이다. 서로의 감정을 이야기함으로써 애정을 확인할 수 있는 여자와 달리 남자는 섹스를 통해 사랑을 느낀다. 비록 부부관계에는 대화가 필수적이고 또 그것이 황홀한 섹스로 이어질 수도 있지만 여자가 오랫동안 성생활을 하지 못하면 그녀에게 지워진 부담이 그녀를 더욱더 경직되게 만들 수 있다. 그녀는 자신에 대한 책임뿐 아니라 파트너에 대한 책임까지 함께 짊어진다. 이제 그녀는 여자로서의 성욕이나 관능 같은 것은 아예 잊어버린다. 애정 어린 파트너의 지지가 없다면 그녀는 자신을 여자로 느낄 수 없게 되는 것이다.

어떻게 여자의 욕망을 일으킬 것인가

오로지 집안일에 매달려 가족들을 위해 봉사하면서 하루를 보낼수록 여자는 자기 자신을 잊어버리게 되며 여자로서 갖는 성욕을 의식하지 못하게 된다. 다른 사람의 감정은 잘 챙겨 주면서 정작 자기 감정의 끈은 놓쳐 버리는 것이다.

남자가 감정을 잊고 사는 것처럼 여자는 자신의 욕정과 갈망을 잊어버린다. 그보다는 하루하루 살아가야 하는 현실이 늘 우위에 선다. 심리적 부담감과 압박감이 클수록 그녀가 편안한 마음으로 삶의 소박한 기쁨을 누리기란 어렵다.

> 남자가 감정을 잊고 사는 것처럼 여자는 자신의 욕정과 갈망을 잊어버린다. 하루하루 살아가는 현실이 그녀의 심원한 육체적 욕구보다 늘 우선한다.

남자가 여자에게 애정을 표시하고 마음을 써 줄 때 그녀는 다시금 자기 자신을 느낄 수 있게 된다. 다른 사람들을 보살피고 염려해야 하는 압박감에서 잠시나마 놓여난 기분을 느끼면 그녀의 성적인 욕구가 비로소 되살아나기 시작한다. 그녀를 기쁘게 해주려는 그의 자상한 관심과 배려에 그녀의 마음은 다시 열리는 것이다.

마치 그녀는 자극이 주어지기 전까지는 자신이 이러한 자극을 원한다는 사실조차 몰랐던 것처럼 보인다. 여자에게 필요로 하는 것을 능숙하게 제공하는 행위는 그녀가 자신의 욕구를 발견하고 더 많은 욕구를 가질 수 있도록 도와준다.

예를 들어 남자가 여자의 성감대 근처에 손을 댔다가 떼는 행위를 반복하면 그녀는 더욱더 강렬한 애무를 갈망한다. 노련한 남자는 자신의 손길로 여자의 욕망을 이끌어 내면서 가까이 갔다가는 이내 도로 멀어지곤 한다. 이런 행위는 그녀의 욕망을 증폭시키는 효과를 낳는다. 살짝 치고 빠지는 행동을 몇 번이고 반복함으로써 그녀의 애를 태우는 것이다. 평소에는 별로 손길이 닿지 않던 곳, 성감대가 아닌 곳에 그의 손길이 머물면 그녀는 자연히 성감대를 애무 받고 싶다는 욕망을 느끼게 된다.

성행위가 진행되는 동안 여성의 욕구는 점진적으로 증폭된다. 처음에는 아무 생각이 없었거나 그저 희미한 욕구뿐이었다고 해도 그 욕구가 충족되어 성적 긴장이 해소되면 더 큰 욕망이 고개를 들게 된다. 그 욕망이 계속 충족됨에 따라 새롭고 더 강렬한 욕망이 일고, 결국 오르가슴에 이르고픈 욕구에까지 이르게 된다.

근사한 섹스의 비결은 다름 아니라 여성의 성적 욕구가 조금씩 증폭되도록 남자가 속도를 조절하면서 상대를 애타게 하는 것이다.

다음 장에서 그 감칠 나는 애무의 기술을 소개하기로 하겠다.

3. 여자를 쾌감으로 몰아가려면

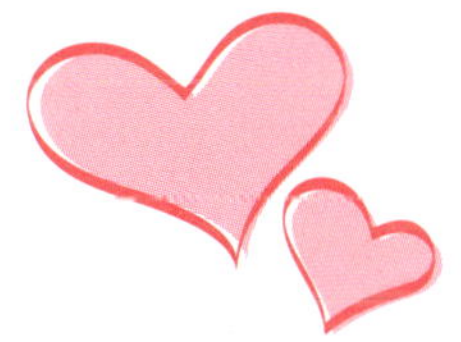

얼른 요점을 말해야 할 필요가 없을 때 가장 대화를 즐길 수 있다. 대개 그들은 누군가와 더 가까워지고 싶다거나 마음의 긴장을 풀고자 할 때 한동안 이런저런 얘기를 나누는 것을 좋아하며 그러다가 차츰 정말 하고 싶었던 말이 무엇인지를 깨닫는 경우가 많다. 이것은 여자가 어떻게 섹스를 즐기게 되는지에 대해 훌륭한 암시를 준다. 그녀는 남자가 본론으로 들어가기 전에 좀 더 시간을 갖고 그 주위를 빙빙 도는 것을 무척 좋아한다.

성적 욕망과 흥분이 강렬해지기 전까지 여자는 노골적이지 않은 손길을 좋아한다. 예를 들자면 손가락이나 손바닥으로 단번에 그녀의 젖가슴을 움켜쥐기보다는 잠시 그 주위를 지분거리며 조금씩 조금씩 접근할 필요가 있다. 그리고 막상 때가 되면 시치미를 뚝 떼고 손길을 다른 곳으로 옮겨 다시 시작하는 것이다.

　　남자는 가장 민감한 부분을 직접 자극해 주기를 바라지만 여자는 점차 그곳으로 접근하는 방식을 더 좋아한다. 예를 들어, 브래지어를 벗길 때 단번에 확 끌어내리는 것이 아니라 한 손가락을 브래지어 안에 넣어 선을 따라 손끝을 가만히 움직이다가 한쪽씩 천천히 끈을 내리고 머뭇거리듯 가슴이 드러나도록 해야 한다.

　　원하는 것을 살짝 맛만 보여주고 물러났다가 다시 시도하는 방식으로 남자는 상대를 애태울 수 있다. 이 같은 행동을 몇 차례 반복하면 그녀의 욕망이 점차 상승하게 된다. 이처럼 강렬해진 그녀의 욕구는 그녀뿐만 아니라 그에게도 굉장한 쾌감을 안겨 준다. 그녀를 흥분시키는 것이 무엇인지를 깨달은 그는 그녀를 미칠 듯한 쾌감으로 몰아갈 수 있도록 자신의 격정을 조절해야 할 필요성을 느낄 것이다.

편안한 분위기

남자는 여자가 마음을 풀고 아주 천천히 섹스 상태로 들어서고자 하는 욕구를 이해하지 못한다. 그는 언제든지 달려 나갈 준비가 되어 있다. 그로서는 마음을 느긋하게 갖고 빈둥거리는 것은 오르가슴 이후에나 생각할 수 있는 일이기에 그녀가 시작하기도 전에 느슨하게 긴장을 풀고 싶어 하는 것을 이해할 수가 없는 것이다. 남자와 달리 여자는 대부분 근사한 섹스를 즐기려면 우선 긴장을 풀고 편안한 마음으로 분위기를 만들어 가고 싶은 욕구를 느낀다.

지분거림과 전희는 그녀가 심리적 억압을 풀고 편안한 마음으로 섹스에 임할 수 있는 시간적 여유를 갖게 한다. 성감대가 아닌 신체 부위에 대한 느리고 리드미컬하고 예기치 못했던 터치와 애무는 점차 강렬한 욕구를 불러 일깨워 마침내 깊은 곳에서 솟아오르는 성욕을 그녀 스스로 느끼도록 해준다.

섹스에 대해 유익한 조언들을 해놓은 책들에서, 여자가 섹스를 하기 전에 은은한 조명 아래서 느긋한 기분으로 따뜻한 거품 목욕을 즐기라고 권유하는 것을 흔히 본다. 남녀의 차이를 깨닫기 전까지 나는 도대체 그 말을 이해할 수가 없었다. 만약에 나더러 길고 긴 거품 목욕을 하라고 했다면 나는 아마 목욕을 끝내자마자 곯아떨어졌을 것이다. 그러나 이제는 그 말을 이해하고도 남는다.

부드럽고 감미로운 자극은 여자를 성적으로 흥분시키는 토대가 된다. 손끝으로 가만히 그녀의 몸을 어루만지고 달콤한 키스를 하는 행위는 그녀에게 더욱 강렬한 욕구를 불러일으킬 것이다.

부드러운 손길

남자에게서 가장 바라는 것이 무엇이냐는 질문에 여자들은 부드러운 손길을 첫째로 꼽는다. 속도를 늦추고 조심스럽게 과정을 밟아나감으로써 그녀의 쾌감은 서서히 커진다. 남자의 손길과 혀가 젖가슴에 이르면 유두가 꼿꼿하게 일어서서 애무를 갈망하게 되고 허벅지 안쪽에서 질 입구, 음순, 클리토리스, 질벽까지 이르는 동안 그녀는 이미 그를 받아들일 태세를 갖추는 것이다. 이런 식의 성적 자극을 받으면 쾌감이 그녀의 존재 깊숙한 곳에서 솟아오른다.

남자는 이와 다르다. 직접 페니스를 자극하면 그의 쾌감은 수직 상승한다. 이런 사실을 잘 알지 못하는 대부분의 여자들은 그의 성감대에 손을 대기까지 시간을 너무 오래 끌어 그에게 욕구불만을 갖게 한다. 만약 그런 식의 애무가 너무 노골적이라 내키지 않는다면 그의 몸 위로 올라가 성기 부분을 지그시 압박하여 남자의 욕구불만을 줄일 수 있다.

이렇게 남녀가 서로 다르므로 남자는 속도를 늦추는 연습을 하는 것이 좋다. 그것이 상대방에게 얼마나 황홀한 느낌을 갖게 하는지를 깨닫게 되면 그러한 행동이 점차 자연스럽게 몸에 밴다.

여성의 성적 쾌감을 증대시키기 위해서는 가능한 한 직접적인 자극을 뒤로 늦추는 것이 좋은 방법임을 남자들은 기억해야 한다. 시간이 좀 더 걸리고 때로는 별 효과가 없는 듯이 보일지도 모르지만 결국은 그 방법이 좋음을 알게 될 것이다. 이렇게 특별히 시간을 할애함으로써 그녀는 더욱 행복해지고 그 역시 더 큰 만족감을 얻을 것이다.

신전 맴돌기

고대의 신전들 가운데는 여성의 모습을 한 신을 모시는 신전들이 더러 있다. 이 신전과 연관된 종교 의식에 따르면 누구든 이 신전에 들어가기 전에 신전 주위를 세 바퀴 돌아야 한다. 섹스 중에도 여성을 숭배하고 사랑하는 데 마찬가지 원칙이 적용된다.

여성의 가장 민감한 부분에 다짜고짜 손을 대거나 처음부터 삽입을 시도하지 말고 남자는 우선 그녀가 마음의 준비를 하도록 배려해야 한다. 예를 들어 키스할 때 갑자기 혀를 그녀의 입 안으로 들이밀면 너무나 갑작스럽게 비칠 수 있다. 그보다는 가벼운 입맞춤을 몇 번 한 다음 그녀의 입술이 열렸을 때 부드럽게 진입하는 것이 좋다. 처음에는 혀로 그녀의 입 안을 천천히 훑다가 조금씩 깊이 들어감으로써 그녀에게 멋진 쾌감을 줄 수 있다.

젖가슴과 젖꼭지를 애무할 때도 처음에는 가볍게 주위를 맴도는 것이 좋다. 예를 들어 바로 젖가슴을 주무르고 젖꼭지를 애무하기보다는 천천히 가슴 쪽으로 손길을 움직이다가 다시 올라간다. 그 행동을 리드미컬하게 반복하면서 조금씩 젖꼭지에 다가가는 것이다.

일단 젖가슴을 만지기 시작했다면 처음에는 가만히 쓰다듬다가 손으로 감싸듯이 가볍게 쥐어 본다. 그런 다음 손바닥으로 마사지 하듯 천천히 원을 그리면서 차츰 젖가슴 전체를 애무하는데 그때부터는 쥐었다 놓았다 하는 동작을 반복하여 자극의 강도를 서서히 조절한다.

누구든 조금만 신경 쓰면 쉽게 배울 수 있는 작은 비법 하나를 살짝 귀띔하자면 그건 바로 브래지어를 벗기는 기술이다. 전에는 아내의 브래지어를 벗기면서 고리를 끄르는 방법을 몰라 씨름을 하다시피 했다. 엉뚱한 대목에서 난관에 가로막히면 졸지에 섹스가 어색해 지고 김빠진다. 하지만 한 번도 입어 보지 않은 브래지어를 어떻게 예술처럼 풀 수 있단 말인가?

이 문제의 해결 방법은 간단하다. 어느 날 아내가 없을 때 나는 서랍에서 그녀의 브래지어를 꺼내어 각각 다른 스타일의 브라를 약 5분에 걸쳐 살펴보았다. 눈 깜짝할 새에 당신은 그 방면의 전문가가 될 수 있다. 브라의 잠금쇠는 기본적으로 세 가지 종류가 있다. 고리를 위 아래로 여는 것, 앞뒤로 밀어 여는 것, 그리고 컵 사이에 고리가 있는 것이다. 한 손으로 쉽게 풀 수 있을 때까지 몇 번만 연습해 보라. 그런 다음에는 눈을 감고 한 손으로 해보라.

다음에 섹스를 할 때 이쯤은 아무것도 아니라는 듯 거침없이 브래지어 고리를 끄르는 당신의 모습에 그녀는 틀림없이 감동할 것이다. 당신이 한 손으로 간단히 브래지어를 끄른다면 그녀는 노련하고 능숙한 당신의 터치에 느긋하게 자신을 맡기게 될 것이다.

여자의 욕망을 증대시키려면

여자의 욕망을 증대시키기 위해 남자는 성감대에 대한 직접적인 자극을 아낄 필요가 있다. 젖가슴을 만진 뒤에도 짐짓 다른 곳으로 손길을 옮겨 갔다가 다시 돌아오는데 이번에는 젖꼭지 쪽으로 좀 더 접근해 본다. 그것도 곧바로 젖꼭지를 잡지 말고 마치 그럴 의도가 없었던 양 슬쩍 스치고 지나가는 방법이 괜찮다. 이는 불현듯 젖꼭지의 성감을 일깨위 좀 더 직접적인 자극을 갈망하게끔 만든다.

다시 가슴으로 돌아와서는 가만히 원을 그리듯 돌린다. 이제는 세 번 정도로는 충분치 않다. 소기의 목적을 달성하기 위해서는 시간을 좀 더 할애하는 것이 좋다.

일단 젖꼭지를 애무한 뒤에는 그것을 앞뒤로 젖히는 동작을 천천히 반복한다. 세월이 좀먹느냐는 듯한 은근하고 여유 있는 태도여야 한다. 빳빳하게 일어선 젖꼭지를 부드럽게 핥거나 빨아 주면서 동시에 손끝으로 클리토리스를 애무한다면 그녀의 욕망은 무한히 증폭될 것이다.

팬티 벗기기

여자의 다리 사이에 손을 대는 행위는 그녀의 애액이 충분히 분비되었다고 생각될 때 비로소 시작해야 한다. 가끔은 팬티 선 안쪽부터 가만히 더듬어 점차 질 입구까지 느린 탐험을 해보는 것도 괜찮다.

남자가 그냥 다짜고짜 팬티를 끌어내리지 않는 것만으로도 그녀는 황홀한 기분에 젖을 것이다. 팬티를 단번에 확 끌어내리지 말고 처음에는 팬티 안쪽으로 손가락을 움직이면서 다리 둘레의 팬티 선을 가만히 훑은 다음 천천히 안으로 들어간다. 그때쯤 해서 그녀의 질 입구 주위의 촉촉이 젖은 피부와 음모를 손가락으로 느껴 보는 것이 좋다.

부드러운 손길로 그녀가 이미 젖어 있음을 확인했다면 이제 팬티를 벗겨도 좋다. 하지만 이때도 성급하게 덤비기보다는 그가 자신의 호흡을 놀라울 만큼 잘 조절하고 있음을 그녀가 느낄 수 있도록 속도를 늦추는 게 좋다.

욕망의 수위가 점점 높아지고 있더라도 상대방을 위해 시간을 충분히 가질 수 있어야 한다. 남자의 이런 신중함과 자제심은 여자가 의식적으로나 무의식적으로 억누르고 있던 욕망을 이끌어 내고 심리적인 억제를 풀어 준다. 팬티를 아래로 끌어내리는 대신에 오히려 위로 잡아당겨 양쪽 엉덩이 사이로 모은 다음 드러난 엉덩이와 허벅지 뒤쪽을 손바닥으로 부드럽게 어루만지는 방법도 괜찮다.

이렇게 해서 팬티를 벗긴 다음에는 허벅지 안쪽에서부터 손길을 점차 끌어올려 성기 전체를 손바닥으로 지그시 누르며 천천히 원을 그려 클리토리스에 대한 간접적인 자극을 시작한다.

클리토리스 자극하기

대부분의 남자들은 클리토리스를 소홀히 취급한다. 부부생활에 관한 상담을 하다 보면 파트너가 클리토리스에 전혀 신경을 써주지 않거나 어쩌다 그럴 마음이 있을 땐 잘 찾지 못해 헤매는 게 보통이고, 또 제대로 찾는다 해도 대충대충 넘어가 버려 불만이라는 여자들을 종종 만난다. 여자들은 그러한 태도를 그가 자기에게 무관심하다는 증거로 받아들인다.

하지만 이러한 판단은 사실과 다른 경우가 대부분이다. 남자들이 클리토리스를 소홀히 취급하는 것은 그 중요성을 제대로 인식하지 못해서이다. 여기 남자들의 기억에 도움을 줄 수 있는 통계자료가 있다. 내가 지금껏 해온 상담 치료나 성에 관한 연구에서 밝혀진 바에 따르면 여성이 경험하는 오르가슴의 98퍼센트가 클리토리스에 대한 자극과 직접 연관되어 있다는 것이다.

남자들이여, 만일 당신이 페니스에 대한 자극 없이 섹스를 한다고 상상해 보라. 틀림없이 아무 재미가 없을 것이다. 마찬가지로 여자가 멋진 섹스의 즐거움을 맛보기 위해서는 적어도 5분에서 15분 정도의 클리토리스 자극이 꼭 필요하다.

상담을 하다 보면 아내의 클리토리스를 애무하는 데 약 5분에서 10분 정도를 할애한다는 남자들이 많다. 그런데 그 아내의 얘기를 들어 보면 그가 거의 그곳에 손길을 주지 않거나 고작해야 1~2분 정도밖엔 머물지 않는다는 것이다.

그럴 때 나는 틀림없이 그가 실제보다 더 많은 시간을 들이는 것으로 착각하고 있다는 사실을 그녀에게 믿게 한 다음 원하는 것을 얻어 낼 수 있는 비법을 일러 준다. 여성의 욕구가 무엇인지 곧잘 잊어버리는 것이 남자들의 속성임을 일단 이해하고 나면 여자는 원하는 것을 얻을 수 있다. 하지만 만약 그에게 화를 낸다면 그는 상대방의 타당한 요구에 귀를 기울이지 않게 된다.

자극에 필요한 충분한 시간

남자가 여자의 클리토리스를 자극하는 데 충분한 시간을 내지 않는다면 나는 그녀에게 직접 자기 손으로 그곳을 자극해 보라고 권한다. 이렇게 함으로써 그는 그녀가 자기 행동을 마뜩찮다거나 수정하려 하거나 조종하려 한다는 느낌을 받지 않고 그녀의 욕구를 명확히 읽을 수 있다. 클리토리스에 대한 자극을 그녀가 얼마나 좋아하는지 깨달으면 그는 자연히 그녀를 위해 좀 더 많은 시간을 할애할 것이다.

그가 이러이러하게 해주었으면 하는 바람이 있다면 그가 하는 대로 언제까지나 묵묵히 참고만 있을 것이 아니라 그녀 스스로 그러한 행동을 해보임으로써 자신의 뜻을 알릴 수 있다. 이때 남자는 그녀의 행위를 주의 깊게 살펴보아야 한다.

좀 더 긴 시간을 그녀에게 할애하기 위해 시계를 사용하는 것도 효과적이다. 그다지 낭만적으로 들리지는 않지만 효과만큼은 확실하다. 시계를 침대 머리에 살짝 놓아 둬라. 그녀의 질 입구와 클리토리스를 애무하면서 때때로 시계를 쳐다보며 시간을 조절하라.

남자들은 성적으로 흥분해 있을 때 시간에 대한 감각이 보통 때와 얼마나 다른지를 알면 깜짝 놀란다. 10분에서 15분은 족히 되었으리라고 느껴지는데 실제로는 겨우 2~3분밖에 지나지 않은 경우가 종종 있다. 5분에서 15분 정도를 온전하게 할애함으로써 그는 그녀가 원하는 것만큼을 충분히 줄 수 있다. 이렇게 준비가 되면 그녀는 그를 훨씬 더 깊숙이 받아들일 수 있게 된다.

능숙한 손길

사랑의 행위에 능숙한 여자는 남자의 가장 민감한 부분, 즉 고환과 음경으로 곧장 손길을 가져가는 데 주저하지 않는다. 이 부분을 자극하면 남자의 몸 전체가 깨어나 손길과 혀와 입술을 기다리게 된다. 이쯤에 이르면 여자를 애태울 때 사용하는 수법들이 남자에게도 성공적으로 적용된다. 잠자리에서 남자를 다루는 요령은 그의 가장 민감한 성감대부터 먼저 자극하는 것이다.

사랑의 행위에 능숙한 남자는 여자의 몸 가운데 가장 둔감한 부분부터 애무한다. 처음엔 손으로 머리카락을 쓸어내리고, 혀를 사용하는 진한 키스가 아니라 가벼운 입맞춤을 하고, 가만히 품에 안아 주고, 허벅지 안쪽이 아니라 바깥쪽을 살며시 어루만지고 등이나 엉덩이를 쓰다듬는다. 그런 다음 그녀의 몸 위에 자신의 몸을 포개어 아랫부분을 지그시 누르며 위아래로 움직이거나 둥글게 원을 그려도 좋다.

가장 예민한 성감대를 직접 자극하기에 앞서 그녀의 온몸에 두루 손길을 주거나 리드미컬하게 어떤 부분에 대한 자극의 강도를 조절하다 보면 보다 예민한 부분이 자극받기를 원하게 된다. 은근하고 우회적인 방식으로 더 민감한 부분으로 접근하는 것이다.

서서히 여자의 욕망을 증대시켜 나가는 기술을 익힘으로써 남자는 상대방을 쾌감으로 몰아갈 수 있다는 자신감을 갖는다. 이러한 남자의 자신감은 그 자체만으로도 여자에게 대단한 자극이 된다.

다음 장에서는 성적인 자신감을 키우는 방법을 알아보자.

4. 성에 대한 자신감

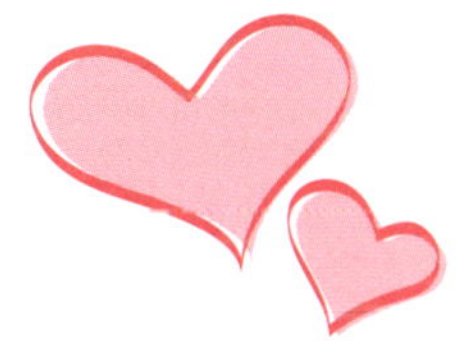

성에 대한 자신감은

남녀 모두에게 영원한 자극제이다. 남자가 상대방을 만족시키는 방법을 잘 알고 자신감을 갖고 있다고 느낄 때 여자는 편안하게 섹스에 몰입할 수 있다. 남자의 자신감은 그가 무엇이든 잘 알며 혹시 무언가 잘못되었을 때 유연하게 대처할 능력이 있으리라는 믿음을 그녀에게 준다. 남자도 성적 자신감을 가진 여자에게 침실에서 매료당하기는 마찬가지지만 이 경우는 양상이 좀 다르다. 여자가 자기를 믿는다고 느낄 때 남자는 훨씬 더 강렬한 정염에 휩싸인다. 그와 사랑을 나누고 싶어 하고, 침실에서 그와 행복한 시간을 보낼 수 있으리라고 확신하며 그가 자기를 부당하게 대하지 않으리라는 믿음이 여자의 눈빛에서 느껴질 때 남자는 성적으로 흥분한다.

만일 여자가 남자를 흥분의 도가니로 몰아넣는 방법을 지나칠 만큼 잘 알고 있다면 어쩌면 그것은 남자를 소심하게 만들 수 있다. 그는 그녀가 원하는 만큼을 채워 줄 수 있을까, 혹은 그녀를 만족시킬 수 있을 만큼 발기가 오래 지속될까 하는 불안감을 가질지도 모른다. 물론 남자를 성적으로 만족시킬 수 있다는 자신감을 갖는 것은 좋은 일이지만 여자의 가장 위대한 능력은 상대방이 자신감을 갖게 하는 것이다.

섹스 배우기

세미나에서 섹스에 대해 가르치는 일을 시작하기 전에 나는 아홉 해 동안 금욕하며 수사생활을 한 적이 있다. 수사로서 나는 철학적 정신과 명상을 가르쳤다. 내 나이 스물 하고 일곱이 되었을 때 내 인생은 획기적으로 변화했다. 나는 수사로서의 삶을 마감하고 속세로 돌아와 다시금 성생활을 시작했다.

9년이라는 금욕생활 뒤에 맞이한 첫해, 나는 오랫동안 굶주렸다가 음식을 대한 사람 같았다. 나는 그동안 손해 본 것을 벌충하고 싶었다. 내 머릿속엔 오로지 여자, 사랑, 섹스뿐이었고 낮이나 밤이나 거기에 매달렸다. 가끔은 몇 시간씩 섹스에 탐닉한 나머지 다리 사이에 볼링공을 매단 것처럼 걷기조차 불편했던 적도 있다.

나는 섹스에 관한 참고서적을 빼놓지 않고 읽었고 내 능력이 허락하는 한 섹스를 즐겼다. 나는 섹스에 대해 가능한 한 많은 것을 배우고 싶었다. 결국 나는 성과 심리학을 주제로 삼아 박사 과정을 밟기 시작했다.

여자와 함께 있게 되면 먼저 내가 9년 동안 수사생활을 했기 때문에 이제 막 성을 알기 시작한 처지임을 밝혔다. 나는 그녀에게 여자의 몸에 대해 가르쳐 달라고 했고 가장 큰 만족을 가져다주는 것이 무엇인지 물었다.

이런 접근방식은 굉장히 효과적이었다. 여자들은 내가 수사생활을 했기 때문에 성에 대해 잘 모른다는 사실을 개의치 않았다. 섹스에 관해 자기가 좋아하는 것을 얘기해 주면서 그들은 흥분을 느꼈고 나는 정말이지 많은 것을 배웠다.

동서고금의 다양한 전통에 따라 2년 동안 열심히 실지 훈련을 쌓은 후, 나와 그 당시의 파트너는 워크숍에서 섹스와 정신성에 대해 강의를 하기 시작했다. 우리는 남자와 여자 모두 멋진 성관계를 가질 수 있게 하는 것이 무엇인지에 대해 참가자들의 토론을 유도했다. 세미나 동안 많은 사람들이 섹스에 대해 터놓고 얘기할 기회를 가졌다.

남성과 여성이 무엇을 좋아하고 무엇을 싫어하는지를 이야기하는 과정은 세미나를 거쳐 간 모든 이들에게 도움이 되었다. 토론을 이끄는 처지였던 나 역시 그들에게서 많은 것을 배웠다. 나는 토론을 진행하면서 끊임없이 메모를 했고 집으로 돌아와서는 배운 것을 내 파트너에게 실습해 보곤 했다.

대화로 풀리지 않는 까닭

대부분의 남자들은 수사생활을 해본 적이 없으므로 섹스를 어떻게 해야 좋으냐고 여자에게 꼬치꼬치 캐묻는 것을 거북스럽게 생각한다. 남자는 자신이 이미 섹스의 대가가 되어 있어야 한다고 생각하며 여자 역시 자기 남자가 섹스에 대해 잘 알고 있기를 바란다. 그녀는 그가 무엇을 어떻게 해야 할지 직관적으로 알고 있기를 기대한다. 그녀는 섹스가 형식적인 것이 되는 걸 바라지 않으므로, 이러이러한 것을 좋아한다고 상대방에게 얘기하는 것에 거부감을 느낄 수도 있다.

여자들은 만일 그가 건강한 남자라면, 그리고 자기를 사랑한다면 자기가 말하지 않아도 무엇을 어떻게 해야 할지 알 거라고 생각한다. 이런 느낌은 낭만적인 상상에는 도움이 될지 모르지만 근사한 섹스를 만들어 내지는 못한다. 그뿐만 아니라 여자들은 괜히 긁어 부스럼 만들고 자기만 비난받게 될까봐, 혹은 말해 봤자 소용없을 거란 생각 때문에 대개 자신을 드러내지 않으려 한다. 그리고 남자에게 이렇게 해라 저렇게 해라 일일이 일러 줘야 한다면 섹스의 낭만이 사라질 거라고 생각한다.

섹스에 대해 조언하는 책들을 보면, 어떤 행위를 좋아하고 어떤 행위를 싫어하는지 파트너와 서로 얘기하는 것이 중요하다고 말하지만 실제로 그런 대화를 나누는 커플은 별로 없다. 우리 사회에서는 왠지 섹스에 대한 대화를 금기시하고 그나마 얘기를 한다면 대체로 성생활이 매우 원만치 못한 경우이다. 한쪽이 만족을 느끼지 못하고 섹스에 대해 이런저런 얘기를 하면 듣는 쪽은 은근히 기분이 나빠진다. 그렇게 되면 섹스에 대한 대화가 즐거운 경험이 되기는커녕 자기에 대한 불만이나 비난으로 들리고 또 어느 정도는 사실이기도 하다.

여자가 남자의 기분에 맞추려고 간혹 오르가슴을 가장하는 것처럼, 남자는 여자의 호감을 사려고 공연히 자신 있는 척하는 경우가 있다.

남자들은 상대방의 반응에 특히 예민하다. 만일 여자가 어떤 것을 좋아하고 어떤 것은 싫은지 그에게 얘기한다면 그는 그 말을 이런 뜻으로 받아들인다.

"당신은 별 볼일 없는 남자예요. 다른 남자들은 잘만 아는데 당신은 왜 그 모양이죠? 당신 대체 어떻게 된 거예요?"

역설적인 얘기지만 남자라면 모름지기 성에 대해 잘 알고 있으리라는 기대 때문에 여자에게 어떻게 하는 것이 좋으냐고 물을 수도 없고 시간을 갖고 배울 수도 없는 것이다. 여자들이 남자의 기분에 맞추려고 간혹 오르가슴을 가장하듯이 남자도 여자의 호감을 사려고 공연히 자신 있는 척하는 경우가 있다. 대부분의 남자들은 성에 대해 좀 더 많은

것을 알고 싶어 하지만, 숙맥처럼 보이지 않고 얘기를 꺼내는 방법은
잘 모른다.

남녀의 욕구가 어떻게 다른가

이러한 대화의 부족을 극복하는 방법 가운데 하나는 섹스를 다룬 책을
두 사람이 함께 보고 그것에 대해 평하는 것이다. 그것은 상대방이 비
난 받고 있다는 느낌을 갖지 않고 섹스라는 주제에 한결 편안한 마음으
로 다가갈 수 있게 한다. 책을 읽다가 마음에 드는 구절이 나오면 "음"
이라고 짤막하게 말하거나 조금 길게 "흐으음"하는 등의 반응을 보임으
로써 상대에게 충분히 힌트를 줄 수가 있다.

　우리가 섹스에 대해 아무리 많은 것을 알고 있다고 해도 남자와 여
자의 차이를 이해하는 것은 전혀 별개의 문제이다. 그 차이를 이해하게
되면 우리는 상대방의 욕구를 채워 주고 싶은 마음이 생긴다.

　나는 가끔 세미나에서 섹스에 대한 얘기를 할 때 내 말에 전적으로
공감한다면 손뼉을 치라고 참가자들에게 부탁한다. 여자들이 가장 열
렬히 박수를 보내는 대목에서 남자들은 속으로 적이 놀라고 여자들도
역시 그렇다. 남자는 자기 아내가 손뼉을 쳐도 다른 여자들도 거의 다
치고 있으므로 그것을 자기 개인에 대한 비난으로 받아들이지 않는다.
그녀는 단지 자기가 좋아하는 것에 손뼉을 치고 있을 뿐, 그에 대한 불
만을 표시하는 것이 아니다. 하지만 그가 아내의 반응을 살피고 있기
때문에 그녀는 무엇을 원하는지 그에게 직접 말하지 않고도 자기 뜻을
전할 수가 있는 것이다.

이렇게 위압적이지 않고 자연스럽게 섹스에 대한 상대방의 의견을 알게 됨으로써 거의 성생활을 잊고 살았던 부부들조차 갑자기 멋진 섹스를 즐기기 시작하는 것을 볼 수 있었다. 남녀의 욕구가 어떻게 다른지를 배우게 되면 그들은 그것을 명심했다가 자기 자신과 파트너를 위해 그것을 실천해 보고 싶은 열의를 갖게 된다.

여자들은 제각기 다르다

남자와 여자의 욕구가 서로 다른 것은 물론이고 여자들도 제각기 욕구가 다르다. 게다가 그들의 욕구는 경우에 따라, 혹은 세월이 흐르면서 변하기도 한다. 남자가 여자의 욕구를 진정 이해하려면 어느 시점에 가서 솔직 담백한 대화를 나누는 것이 큰 변화를 가져 올 수 있다. 일반적인 테크닉이나 방법론 등은 책이나 세미나 등에서 다루고 있지만 배우자의 독특한 기호는 그런 것만으로는 논할 수 없다.

샘은 아내의 클리토리스를 애무하는 행위가 잘 먹혀 들 때도 있고 그렇지 않을 때도 있어 종잡을 수가 없었다. 아내가 성적으로 흥분하는 것 같으면 자기가 제대로 하고 있다고 막연히 느낄 뿐이었지 정확히 알 수는 없었다. 그가 좀 더 자신감을 갖게 하려고 나는 그에게 이렇게 해 볼 것을 권했다. 그녀의 육체와 성적 욕구에 대해 그녀에게 몇 분쯤 시간을 내어 가르쳐 달라고 부탁하라는 것이었다. 이야기를 하거나 들을 때는 성적으로 자극받거나 흥분하려 애쓰지 말고 무심하고 초연한 태도를 보이는 것이 좋다고 조언했다.

성욕을 유발하는 섹시한 대화가 아니라 아주 사실적이고 객관적인 방식으로 엘렌은 자기가 가장 좋아하는 것을 간략하게 설명했다. 처음에 엘렌은 조금 부끄러워했지만 샘은 이렇게 하는 것이 자기에게 정말로 도움이 될 것이라며 아내를 격려했다. 그 후 몇 년이 지났는데도 아직도 샘은 그때 아내가 했던 말을 하나도 빼놓지 않고 낱낱이 기억하고 있다.

여자가 가장 좋아하는 것이 무엇인지를 명확히 알면 남자가 마음을 편히 가질 수 있다. 그가 감정 없이 기계적으로 섹스에 임하거나 섹스 때마다 그녀가 한 말을 떠올리고 거기에 얽매이지만 않는다면 그녀가 무엇을 좋아하는지 알고 있다는 사실이 그에게 자신감을 갖게 해 매번 새로운 성적 경험을 창조할 수 있게 해준다. 그리고 무언가 제대로 되지 않는 것 같다고 느끼면 언제든지 그녀의 말을 상기하고 거기서부터 다시 출발할 수 있다.

이렇게 자신감을 갖는 남자는 느긋한 마음으로 섹스에 임할 수 있고 한결 자연스러운 창조성을 발휘할 수 있게 된다.

샘의 요청에 엘렌은 이렇게 말했다.

"저와 사랑을 나누는 행위에 참고서가 필요하단 말이죠?"

샘은 씩 웃으며 고개를 끄덕였다.

둘만의 침실에서 엘렌은 우선 자신의 몸 가운데 어디를 어떤 방식으로 애무하는 것이 가장 좋았는지를 말했다. 샘은 그녀의 다리 사이 은밀한 곳을 어떻게 만지는 것이 그녀를 가장 황홀하게 하는지 보여 달라고 부탁했다. 마치 의학 강좌를 하듯이 엘렌은 샘에게 직접 해보였다. 스스로를 성적으로 자극하는 것이 아니라 가장 좋아하는 동작을 그에게 보여주는 것이었다.

엘렌이 손길을 움직이는 동안 샘은 나중에 그대로 할 수 있도록 유심히 지켜보다가 그녀를 따라 해보았다.

연습을 위해 그들은 거울을 이용했다. 그는 아내 곁에 누워 한 손으로 거울을 들고 다른 한 손은 아내의 다리 사이로 뻗었다. 엘렌이 보여준 대로 그녀의 성기를 만지면서 그는 거울을 통해 자신의 손놀림을 확인했다. 나중에 두 사람이 실제로 섹스를 할 때 흥분으로 가쁜 숨을 몰아쉬는 엘렌을 보면서 샘은 자기 손이 지금 어디에 머무르고 있으며 어떻게 움직이고 있는지 훤히 알 수 있었고 그녀에게 쾌감을 주는 것이 어떤 행동인지도 알 수 있었다.

샘은 그녀의 성기 중에서도 특히 클리토리스 부분을 눈여겨보았다. 클리토리스가 어디 있으며 어떻게 생겼는지 샘이 정확히 알기 때문에 엘렌은 그녀가 원하는 성적 자극을 얼마든지 기대할 수 있었고 또 무엇보다 가장 중요한 것은 샘이 자기 행위에 자신감을 가질 수 있다는 것이었다.

이러한 방법으로 그들의 성생활이 눈부시게 발전하자 나는 샘에게 그들의 섹스가 유난히 근사했다고 느껴진 날에 어떤 것이 가장 좋았는지 그녀에게 물어 보라고 했다. 그리고 엘렌에게는 샘이 물어 올 때 그를 비난하는 것처럼 들리지 않게끔 좋았던 점에 초점을 맞추도록 주의하라고 일렀다.

만일 샘이 어떤 특정한 행위의 효과에 대해 물었을 때 그 행위가 썩 마음에 들지 않았다면 직설적으로 말하지 말고 마치 어떻게 말해야 할지 생각하는 것처럼 잠시 멈추는 게 좋다고 그녀에게 조언했다. 이렇게 함으로써 샘은 부정적인 반응을 한결 쉽게 받아들일 수 있다.

가끔은 "좋았어요" 혹은 "괜찮았어요"라고 말하는 것도 괜찮지만 표정이나 말투는 뜨뜻미지근한 정도를 넘어서지 말아야 한다. 그러면 그는 그 행위가 그리 좋은 반응을 얻지 못했음을 그녀의 어조에서 충분히 느낄 수 있을 것이다. 만일 그의 행위가 불쾌하게 느껴졌다면 "그건 별로 흥미를 못 느꼈어요"라고 말하면 된다. 그녀가 완곡하고 부드러운 말로 자기 느낌을 표현해야 그가 나중에 또 그런 질문을 할 엄두를 낼 수 있을 것이다.

어떻게 하는 것이 가장 좋으냐는 질문을 때때로 그녀에게 함으로써 샘은 그녀의 새로운 성적 발견이나 성감의 변화를 수용할 수 있게 된다. 마찬가지로 샘 역시 그녀의 어떤 행위가 정말로 멋진 쾌감을 안겨 주었다면 그 사실을 반드시 그녀에게 알리도록 했다.

침대에서 여자가 원하는 정보를 얻으려면

섹스 중에 침대에서 그녀의 욕구에 대해 묻는 것은 그다지 로맨틱하지 못하다. 물어 보려거든 섹스가 끝난 다음이나 지금 당장 섹스를 할 작정이 아닐 때가 적당하다. 섹스를 하면서 여자는 자신의 육체적 욕구에 대해 생각하고 싶어 하지 않는다. 그녀는 생각하기보다는 느끼고 싶어 하며 그 욕구가 조금씩 조금씩 열려 활짝 피어나기를 소망한다.

침대에서 여자가 무엇을 원하는지 정보를 얻으려면 남자는 그녀가 섹스 때 보이는 반응에 관심을 가지면 된다. 그녀가 쾌감으로 중얼거리는 말에 귀를 기울임으로써 남자는 그녀에게 만족을 주는 것이 무엇인지를 알 수 있다.

더 확실한 정보를 얻기 위해 본인에게 물어 볼 수도 있는데 섹스가 비교적 성공적이었던 날에 묻는 것이 좋다. 또 하나 좋은 기회가 있다면, 둘이 함께 섹스에 관한 책을 읽거나 강의를 듣거나 영화를 보면서 상대방이 어떤 반응을 보일 때 당신이 알고 싶은 것을 물어 보는 것이다. 이때의 대화는 너무 직접적이거나 노골적으로 들리지 않도록 자연스럽게 꺼내야 한다. 예를 들면 메모를 하면서 이렇게 말하는 것은 곤란하다.

"좋아 맨 처음엔 이렇게 하고 그 다음엔 그렇게 하라고 했으니까 이걸 한 다음에 그걸 해야겠군."

이런 식의 대화는 그녀에게 너무 기계적으로 들린다. 그녀는 그가 자기와 섹스를 하면서 아무 느낌 없이 공식에 따라 행동하기를 바라지 않는다. 그녀는 그가 자신의 감정을 자연스럽게 표현하기를 바란다.

여자의 성적 반응

남자들은 상대방의 성적인 반응에 특히 예민하다. 여자가 뭔가 요구하거나 제의하면 때로 그는 그것을 자기가 부족하다거나 만족스럽지 못하다는 뜻으로 받아들여 기분이 언짢아지기 쉽다.

이럴 때 "가깝다" "멀다"라는 힌트만 주어도 그에게는 큰 도움이 될 수 있다. 어렸을 적에 누구나 한 번쯤은 숨바꼭질을 해보았을 것이다. 친구가 어디 숨어 있는지 일러 주지 않고도 힌트만으로 술래를 도와줄 수 있다.

술래가 점점 가까이 오면 "가까워진다"고 말하고 멀어져 가면 "멀어진다"고 말하는 것이다. 비슷한 방법으로 여자는 섹스를 할 때 소리로 자신의 뜻을 전달할 수 있다.

이러한 성적 반응은 아주 중요하다. 마치 그가 눈가리개를 하고 길을 찾아갈 때 그녀의 힌트가 필요한 것과 같다. 손길 하나하나마다 그는 자기가 제대로 가고 있는지 아닌지 힌트를 필요로 한다. 이처럼 섹스 때의 반응은 남자가 여자의 육체를 이해하는 데 없어서는 안 될 중요한 것이다.

때로 여자가 섹스의 편안함에 푹 빠져 있을 때는 아무런 소리를 내지 않는 것이 내적인 평화와 안온함의 자연스런 표현이다. 하지만 아무 반응이 없는 것이 그가 제 방향을 찾지 못하여 그녀가 섹스에 몰입하지 못하고 있다는 증거일 수도 있는데 이는 남자들에게 퍽 혼란스러운 것이다. 좋은 방법은 그녀가 만일 섹스가 가져다주는 느긋한 평화를 즐기고 있다면 그 느낌을 말로 표현하면 된다.

“기분이 좋은데요. 잠시 이대로 당신에게 안겨 있고 싶어요.” 혹은 “이렇게 편안하게 당신의 손길을 즐기고 있으니까 참 좋아요.” 혹은 그저 간단하게 “으음, 좋아”라고 말함으로써 그는 그녀의 반응을 제대로 이해하고 앞으로 나아갈 수 있다.

원하는 쪽으로 방향을 바꾸려면

남자의 행위가 불쾌하게 느껴지거나 그녀가 원하는 것과 거리가 멀 때 가장 좋은 방법은 원하는 쪽으로 방향을 바꾸게끔 그를 유도하는 것이다. 어떤 관계든 다 그렇지만 섹스에서도 약점이나 실수를 지적하는 것보다는 잘할 때 격려하는 것이 훨씬 효과적이다.

침대에서 그녀는 자기가 원하는 곳으로 그의 손길을 이끈 다음 쾌감 어린 반응을 보여줄 수 있다. 그러면 그는 재빨리 그녀의 뜻을 알아차릴 것이다. 예를 들어 말로 자기 느낌을 표현하고 싶을 때 그녀는 “그렇게 하는 건 싫어요”보다는 “이렇게 하는 것이 좋아요”라고 말하면 된다.

남자를 맥 빠지게 하는 열 가지 표현

이런 점에서 남자들이 갖는 예민함을 이해하지 못하고 여자가 무심코 던진 말은 상대방에게 섹스에 대한 흥미를 싹 달아나게 만들 수가 있다. 예를 들면 이런 것이다.

- 지금 제대로 되고 있지 않다고요.

- 그렇게 하는 건 싫어요.

- 아! 아프잖아요.

- 그렇게 만지지 말아요.

- 간지럽단 말예요.

- 그렇게 하는 게 아니라니까요.

- 아직이에요.

- 거기가 아니에요.

- 난 아직 준비가 안 됐어요.

- 당신 지금 뭐하는 거예요?

이런 식의 반응은 섹스에 대한 남자의 열정과 흥미를 단번에 사그라뜨릴 수 있다. 조금 전까지도 잔뜩 흥분했는데 졸지에 맥이 탁 풀려버리는 것이다.

남자가 돌아누울 때

섹스에서 남자의 목표는 파트너를 만족시키는 것이다. 그럴 때 그는 부정적인 반응에 훨씬 예민하다. 만일 그가 실수해서 제풀에 의기소침해 있다면 그때 여자가 할 일은 그가 마음이 상했다는 것을 알아주고 다시 즐거운 기분이 되기 위해서는 그저 시간이 조금 필요할 뿐임을 이해하는 것이다.

어떻게 여자가 마음과는 다르게 남자의 흥미를 싹 가시게 하는지를 보여주는 좋은 예가 있다. 제이크와의 잠자리에서 애니는 별 생각 없이 이런 말을 했다.

"그렇게 하지 마." "그렇게 하는 건 싫어." "간지럽단 말야." 세 번의 스트라이크를 맞고 제이크는 삼진 아웃을 당했다. 갑자기 그는 행동을 멈추었다. 졸지에 기분이 싹 가셨다. 애니고 뭐고 흥미가 없었고 다 시들해졌다.

애니가 물었다.

"뭐가 잘못됐어?"

그는 아무 말도 하지 않았다.

몇 분쯤 기다리다가 그녀가 말했다.

"우리 지금 섹스 중 아니었어?"

그가 말했다.

"그랬지."

"그런데 하기 싫어졌어?"

"응."

그는 모로 돌아누웠다.

상담을 하면서 나는 제이크에게 그럴 때는 애니에게 그의 기분을 이렇게 표현하라고 충고했다.

"당신하고 잠자리를 같이할 때 나는 당신의 말에 신경을 곤두세우게 돼. 나는 당신이 싫다고 말하는 것보다는 차라리 당신이 원하는 곳으로 내 손을 이끌고 갔으면 좋겠어. 내가 진지하게 애무를 하는데 만약 내 손길이 간지럽다면 깔깔거리고 웃지 말고 당신이 살짝 내 손을 떼어 놓는 것이 더 낫다고. 그리고 그럴 때 내 손을 잡아 지그시 누르면 깃털처럼 가벼운 손길로 당신을 간질이는 대신에 좀 더 세게 압박하라는 뜻임을 내가 알아차릴 수 있을 테니까."

애니는 그의 말을 금세 알아들었다. 그 후로는 간혹 애니가 제이크의 기분을 꺾는 말을 해도 그는 그 말을 마음에 두지 않고 너그럽게 넘어가려고 노력했다.

설령 남자가 순간적으로 섹스에 흥미를 잃더라도 그녀가 심각하게 생각하지 않고 아무 문제도 없는 척하면 성적인 흥분이 금방 되살아날 수 있다. 정색을 하고 이유를 따져 묻는 것은 그의 흥분을 돌아오게 하는 데 대체로 별 효과가 없다.

설령 남자가 순간적으로 섹스에 흥미를 잃더라도 그녀가 아무 일도 아닌 듯이 받아들이면 흥분이 금세 되살아날 수 있다.

섹스 때의 목소리와 말

섹스 때 여자가 어떤 반응을 보이고자 한다면 완전한 문장으로 말하는 것보다는 그냥 의미 없는 소리를 내는 게 가장 좋다. 완전한 문장을 사용하면 자칫 분위기를 깨거나 흥미를 떨어뜨릴 수 있다. 남자는 여자가 성행위 도중에 완전한 문장으로 얘기하면 그녀가 아직 육체의 쾌락에 충분히 몰입하지 못하고 머릿속으로 생각하고 있다는 느낌을 갖게 된다.

가끔은 연애소설에서 본 대로 "당신의 손길은 당신의 몸을 내 몸 속에 받아들이고 싶다는 갈망을 일깨워요"라고 말할 수도 있을 것이다. 그러나 이런 말은 남자에게 "당신의 남근은 정말 단단하고 크군요"라고 말하는 것만큼이나 멋없게 들릴 수가 있다. 그에게 그런 뜻을 전하고 싶다면 그저 "으음" 하고 나지막하게 소리 내거나 그보다 조금 높게 "오오"라고 하는 편이 훨씬 더 효과적이다. 남자의 손길에 대해 여자가 보이는 반응으로 그는 모든 정보를 얻을 수 있다.

남자의 손길에 대해 여자가 보이는 반응으로 그는 필요한 정보를 얻는다.

만일 여자가 완전한 문장으로 말한다면 그것은 아마도 자기 경험에 비추어 그것이 상대방을 더 흥분시키리라고 믿기 때문일 것이다. 남자가 극도로 흥분해서 단단하게 발기한 상태에서도 완전한 문장으로 말할 수 있다는 것이 여자에게는 아주 인상적이다.

매우 흥분한 때에 남자들은 대체로 말을 하지 않는 경향이 있다. 완전한 문장으로 얼마든지 표현할 수 있는데도 하지 않는 것이다. 때문에 그는 그 순간에 여자가 또박또박 말하는 것을 별로 좋아하지 않으며, 그런 만큼 그녀가 그런 말을 듣는 것을 좋아하리라는 생각을 하지 못한다. 그러나 남자에게서 그런 말을 들으면 여자는 성적으로 한층 더 흥분할 뿐만 아니라 자긍심과 함께 자신의 육체에 대해 애정을 느끼게 된다.

성감을 돋우는 스무 가지 표현

남자가 침실에서 여자를 기쁘게 할 수 있는 스무 가지 표현을 소개한다. 그러나 그것은 어디까지나 진심에서 우러나와야지 단지 그녀를 성적으로 흥분시키기 위하여 입에 발린 말처럼 사용해서는 안 된다.

- 당신은 정말 아름다워.
- 당신은 내 꿈이고 희망이오.
- 당신을 너무나 사랑하오.
- 당신과 함께 있어 나는 행복해.
- 당신은 나를 뜨겁게 해.
- 당신의 가슴은 나를 황홀하게 해.
- 이 부드러운 살결을 만지는 것이 얼마나 좋은 느낌인지.
- 당신을 품에 안으면 온 세상이 다 내 것 같아.
- 당신 가슴은 정말 예뻐.
- 당신은 다리가 참 멋져.
- 당신 가슴은 완벽해.
- 당신의 입술은 숨막히게 아름답소.
- 당신의 이 느낌이 정말 좋아.
- 당신은 나를 가슴 설레게 하오.
- 당신은 정말 감미로워.
- 당신은 이렇게 촉촉이 젖어 있군.
- 나는 온통 당신의 것이오.

- 내 사랑은 당신뿐이오.
- 당신과의 섹스는 나를 행복하게 해.
- 당신을 갖고 싶어.

그녀의 귀에 속삭이는 이런 말들은 그녀에게 사랑받고 있다는 느낌을 갖게 하고 보다 강렬한 성적 욕망을 불러일으킨다. 매스컴과 잡지들을 보면 온통 완벽한 몸매를 가진 여자들 천지여서 그녀는 남자가 진심으로 자기 육체를 찬미한다고 믿지는 않는다.

그러나 앞에 열거한 표현을 사용할 때마다 나는 늘 파트너로부터 박수 갈채를 받는다. 특히 가슴에 대한 찬사에서 큰 박수가 나온다. 여자들은 그와 같은 찬사를 너무나 좋아하며 듣고 또 들어도 좀처럼 물리지 않는다는 사실을 남자들은 잘 모른다. 그는 그녀의 육체를 원하고 만지고 싶어 하면 그것으로 충분하지 않느냐는 잘못된 생각을 갖고 있다.

여성 속옷을 파는 매장에서 일하는 한 지배인한테서 이런 얘기를 들은 적이 있다. 예순이 넘은 할머니들 여럿이서 쇼핑을 하러 왔는데 그 중 한 분이 굉장히 섹시한 잠옷을 골라 입어보고 있었다. 다른 할머니들이 고개를 가로저으며 참으라고 하자 그 할머니는 자신감에 넘치는 얼굴로 이렇게 응수하더라는 것이었다.

방안에 전라의 여자가 당신뿐이라면 당신은 그에게 매력 덩어리로 비친다.

"방 안에 옷을 벗은 여자가 단 한 명뿐이면 그 여자는 남자한테 백만 불짜리 매력 덩어리가 되는 법이야."

두 사람이 서로 사랑하는 사이일 때 그가 성적으로 흥분하면 할수록 그에게 당신은 비너스 뺨치는 몸매의 소유자인 것이다. 섹스를 하는 동안 남자는 당신의 허벅지가 얼마나 굵은지 따위는 눈에 들어오지도 않는다.

남자가 다른 여자에게 눈길을 줄 때

최고의 몸매를 가진 여자가 지나갈 때 남자들이 하나같이 황홀해 하며 쳐다보면 여자들은 자신의 몸매가 그에 미치지 못한다는 사실을 상기하게 된다. 이것은 사실 그들에겐 견디기 힘든 자각이다. 따라서 남자가 아무것도 걸치지 않은 채 그의 가슴에 안겨 있는 여자에게 완전한 문장으로 사랑을 표현하면 그녀는 성적으로 더욱 흥분될 뿐만 아니라 자신에 대해 긍지를 느끼고 그와 함께 있는 것을 고마워하게 된다.

최고의 몸매를 가진 여자가 지나갈 때 남자들이 열이면 열 모두 황홀해하며 쳐다보면 여자들은 자신의 몸매가 그만 못하다는 사실을 상기하게 된다. 여자들에게 그것은 견디기 힘든 자각이다.

최고의 미인을 넋을 잃고 쳐다보던 바로 그 남자가 사랑에 빠지거나 성적으로 흥분하면 객관적으로 보아 상대방의 몸매가 몇 점이든 상관없이 그녀의 육체에 완전히 매료당한다는 사실을 여자들은 잘 이해하지 못한다.

남자가 여자를 사랑할 때, 그리고 여자가 관계 속에서 여성의 매력을 마음껏 발산할 때 그는 그녀의 총체적인 면모에 이끌리는 것이지 단지 그녀의 몸매에만 관심을 갖는 것이 아니다. 그녀에게 마음을 빼앗길수록 그녀의 몸매는 그의 눈에 아름답게 비친다. 피상적인 매력은 그리 오래가지 않는다. 단지 육체적인 아름다움에 매혹되어 시작된 관계는 마치 성냥처럼 확 타올랐다가 이내 꺼져 버리는 것을 주위에서 흔히 보았을 것이다.

남자는 시각에 이끌린다

남자는 무엇보다도 먼저 시각적으로 여자에게 이끌린다는 사실을 여자들은 이해해야 한다. 남자는 아름다운 여자를 보면 그녀의 몸을 보고 싶다는 본능적인 욕구를 느낀다. 반면에 여자는 잘생긴 남자를 보면 그와 사귀고 싶다는 욕구를 느끼지만 처음부터 그의 육체에 관심을 갖지는 않는다.

남자가 오로지 성적인 것에만 관심을 갖는 것처럼 보일 때 여자는 그가 너무 피상적이고 천박하다는 생각을 하게 된다. 그러나 남자도 그녀와 가까워지고 싶다는 마음을 갖는다. 다만 그 마음의 출발점이 육체라는 점이 다를 뿐이다.

처음에 남자는 눈에 보이는 것에 크게 좌우되고 흥분을 느끼지만 여자는 사람을 알아 가는 과정에 가장 큰 관심을 보인다. 점차 관계가 발전해 나가면서 남자는 내면의 인간성에 점점 더 많은 비중을 두게 된다. 여자는 처음에는 상대의 내면적인 매력에 이끌렸다가 점차 육체적인 매력에도 관심을 갖고 그에게 성적인 욕구를 느끼게 된다.

남자는 관계 초기에 상대방의 육체에 그다지 높은 점수를 주지 않았더라도 시간이 지나 그녀를 알고 사랑하게 되면서 그 생각이 바뀌어 간다. 독신 남자는 무엇이 여자를 아름답게 하는지에 대해 대중매체에서 하는 얘기를 그대로 신봉하는 경향이 짙다. 그는 텔레비전이나 잡지에서 본 여자들과 그가 만나는 여자들을 비교하곤 한다. 그러나 다행스럽게도 그가 성적으로 흥분하거나 한 여자를 깊이 사랑하게 되면 매스미디어의 주문은 깨어지고 그녀의 아름다움에 완전히 빠져 든다.

사랑을 나눌 때 그는 감미로운 속삭임으로 그녀의 몸이 얼마나 아름다운지 그녀에게 확신을 갖게 한다. 이러한 행위는 매스컴의 위력에서 그를 해방시킬 뿐만 아니라 그녀에게도 자유를 주는 것이다.

다른 여자를 쳐다 보는 남자

남자들이 시각적으로 여자에게 얼마나 쉽사리 매혹 당하는지 잘 이해하지 못한다면, 사랑하는 남자가 다른 여자를 쳐다 볼 때 여자는 자신을 매력 없는 여자라고 생각하면서 그를 원망하게 된다. 이 문제의 해결책은 의외로 간단하다.

여자는 다른 여자를 눈으로 감상하고 평가하는 남자들의 자연스러운 욕구를 있는 그대로 받아들일 필요가 있으며, 남자는 쳐다볼 때 보더라도 시선을 절제할 필요가 있다. 일전에 나는 아내 바니와 함께 엘리베이터를 탔는데 거기에는 우리보다 좀 더 나이든 한 부부와 아슬아슬한 비키니 차림을 한 방년 19세의 모델 아가씨가 있었다. 엘리베이터에서 내릴 때 함께 탔던 부인이 자기 남편에게 이렇게 말했다.

"여보, 쳐다보는 것까진 좋지만 침은 흘리지 말아요."

상대방의 기분을 헤아릴 줄 아는 감수성을 갖고 절도를 지키면 이 문제는 쉽게 해결된다. 어쩌다 다른 여자를 관심 있게 쳐다보았을 때 나는 아내의 기분을 생각해서 그녀를 돌아보고 특별한 관심을 기울인다. 나는 그럴 때 이렇게 말한다.

"음 저 여자 예쁜데. 나는 예쁜 여자를 너무 좋아해서 탈이야. 당신 같이 예쁜 여인을 아내로 맞이한 걸 보면 난 정말 운이 좋은가 봐. 당신은 바로 내가 함께 있고 싶은 사람이야."

아내에게 애정 어린 몇 마디 말을 해줌으로써 나는 그녀에게 내 사랑을 다시 한 번 확신시켜 줄 수 있다. 다른 여자를 쳐다본 내 행동에 실망하고 토라지는 대신 그런 말 몇 마디로 그녀는 오히려 내게 좋은 감정을 가질 수 있다.

섹스에는 더 많은 시간이 필요하다

만일 세월이 흘러도 더욱 자신감이 넘치고 열정이 지속되기를 원한다면 우리는 섹스에 좀 더 많은 시간을 할애해야 한다. 남자는 겨우 몇 분의 성적 자극으로도 절정에 도달하지만 여자들은 대체로 더 긴 시간이 필요하다. 이러한 사실을 이해하면 파트너가 성적으로 흥분하고 극치에 이르기까지 많은 시간이 걸리더라도 남자는 제대로 하고 있다는 자신감을 가질 수 있다.

남자와 여자는 성감에서도 차이가 나는데, 특히 타이밍은 아주 다르다. 남자는 생물학적으로 아주 짧은 시간에 완전한 흥분 상태에 이를 수 있지만 여자는 훨씬 완만하게 서서히 달아오른다.

오르가슴에 이르는 시간

기본적으로 남자는 오르가슴에 이르는 데 2~3분의 성적 자극이면 충분하다. 그것은 마치 캔 맥주를 흔들어 "퍽!" 하고 마개를 따는 것만큼이나 간단하다.

> 여자에게 격렬한 오르가슴을 선사하려면 2~3분의 성적 자극 시간을 20~30분으로 늘리고 그후 오르가슴이 오도록 시간을 조절해야 한다.

그러나 여자가 오르가슴에 이르는 데는 대체로 그 열 배쯤 시간이 더 든다. 여자는 적어도 20~ 30분 정도의 성적 자극과 전희가 필요하다. 만일 남자가 여자에게 절정의 기쁨을 주고 싶다면 이런 사실을 잊지 말아야 한다. 여자에게 격렬한 오르가슴을 선사하려면 성적으로 자극하는 시간을 2~3분에서 20~30분으로 늘리고 그 후에 오르가슴이 오도록 시간을 조절해야 한다.

대부분의 남자들은 몇 분 정도면 절정에 이르러 사정을 하는데 상대방도 자기처럼 만족하고 행복해하리라고 믿고 이렇게 말한다.

"당신 만족했어?"

여자는 아마 이렇게 말하고 싶을 것이다.

"쳇, 난 아직 시작도 안 했는걸."

성적 만족과 심리적 만족

남자에게 섹스란 거의 어김없이 만족감을 주고 무척이나 기분 좋은 것이기에 여자 쪽이 그다지 즐겁지 않았을 것이라고는 생각지 못한다. 만일 그녀가 만족하지 못했노라고 말하면 그는 금세 기가 꺾여 어쩔 줄 몰라한다. 여자에겐 자기보다 열 배의 시간이 필요하다는 사실을 모르는 그는 그때부터 성적 무력감에 휩싸인다.

심리적인 만족감만으로는 부족하다. 그녀가 오르가슴에 도달하기 위해서는 성적 자극과 좀 더 충분한 시간이 필요하다.

섹스 때 여자가 소리를 내어 즐거움과 만족감을 나타내는 경우도 있다. 그러나 그렇다고 해서 반드시 그녀가 바라는 자극이 주어지고 있다는 뜻은 아니며 대부분의 경우 그녀가 느끼는 기쁨은 남자의 쾌감에 대한 그녀의 심리적 감응이다. 그와 한몸이 되었고 그에게 큰 즐거움을 제공했다는 생각은 그녀를 뿌듯하게 하고 그런 느낌은 그녀의 욕망을 한층 증대시키지만 심리적인 만족감이 그녀를 성적으로 자극하는 것은 아니다. 그녀가 오르가슴을 경험하기 위해서는 심리적 만족감이 아니라 성적 자극과 충분한 시간이 필요한 것이다.

우리가 어떤 토지의 가치를 평가할 때 "첫째도 위치, 둘째도 위치, 셋째도 위치"라는 말이 있다. 섹스에서는 "시간, 시간, 좀 더 많은 시간을 투자하라"이다.

일단 충분한 시간이 주어지면 여자는 자신이 원하는 것을 얻을 수 있으리라는 믿음을 가질 수 있다. 결과는 어느 정도의 시간을 할애 하느냐에 따라 달라지며, 그에 따라 자신의 성적 자신감이 증대될 수 있음을 그가 이해하기만 한다면 이는 그다지 어려운 요구가 아니다.

섹스 때마다 파트너가 늘 오르가슴을 느끼면 남자는 본능적으로 자신감을 갖는다. 그러나 그렇지 못하면 남자는 걱정에 휩싸인다.

다음 장에서는 여자가 가끔은 오르가슴 없이도 만족감을 느낄 수 있는 까닭에 대해 알아보기로 하겠다.

5. 여자는 달과 같고 남자는 해와 같으니

여자는 언제나 찼다 기울었다 하는 달과 같다. 어떤 때는 상대방 남자가 제아무리 사랑의 행위에 능숙해도 여자가 오르가슴을 느끼지 못하는 수가 있다. 아니, 오르가슴을 느끼지 못할 뿐 아니라 아예 원하지 않을 경우도 있다. 남자와 여자의 이런 차이는 매우 중요한 것이다.

대략 28일쯤 되는 여성의 신체 순환 주기에서 그녀의 몸이 달디 단 과일처럼 무르익어 진실로 오르가슴을 원하는 시기가 있는 반면, 어떤 때는 그냥 다정한 포옹을 더 좋아할 때가 있다. 이런 때도 섹스는 할 수 있고 성적 자극이 주어지면 어느 정도 흥분하기는 하지만 사실 그녀의 몸은 오르가슴을 느낄 자세가 되어 있지 않다.

여자는 신체주기상 보름달일 때가 있고 반달일 때가 있고 그믐달이거나 초승달일 때가 있다. 단계별로, 그리고 그 사이사이에 조금씩 변하는 상황에 따라 그녀의 성욕은 다채로운 변화를 거듭한다. 그러나 그녀가 현재 어느 단계에 와 있는지는 예측할 수가 없다. 신체의 순환 주기는 매월 달라진다.

결코 달과 같지 않은 남자들은 여자의 이런 변화무쌍함을 좀처럼 이해하지 못한다. 남자들은 해와 같다. 아침이 되면 활짝 웃는 얼굴로 어김없이 떠오르는!

남자가 성적으로 흥분하면 그의 몸은 당연히 그 긴장감이 해소되기를 원한다. 그는 늘 오르가슴을 원하고 또 대체로 그것이 가능하다. 만약 남자가 성적으로 잔뜩 흥분했다가 이를 풀지 못하면 마음이 왠지 찜찜하고 개운치 않을 뿐 아니라 신체적으로도 '고환에 성병이 걸린 듯한' 고통을 느낄 수도 있다. 섹스를 할 때마다 매번 오르가슴을 원하지도 않고 그럴 필요를 느끼지도 않는 여자를 그가 이해하지 못하는 것은 바로 그 때문이다. 여자는 섹스가 가져다주는 친밀감만을 음미하고 싶어하고 오르가슴은 원하지 않을 때가 있다. 그녀가 오르가슴에 관심이 없어 보이면 그는 뭔가 문제가 있다는 잘못된 생각을 하게 된다.

남자들의 잣대

남자들은 여자의 오르가슴을 섹스에서 성공의 척도로 삼는 경향이 있다. 만일 상대가 오르가슴에 이르지 못하면 그는 몇 시간씩 뾰로통해 있기도 한다. 바로 그런 이유로 여자들은 섹스에 별 생각이 없어도 안 그런 척 연기를 해야 할 것 같은 압박감을 느끼는 것이다. 그래서 단지 상대방의 기분에 맞춰 주려고 성적 쾌감과 오르가슴을 가장하는 경우도 있다.

연기를 해야 할 것 같은 압박감은 그녀가 섹스에서 만족을 느끼는 데 방해가 된다. 뿐만 아니라 그녀가 성감의 자연스러운 밀물과 썰물을 느끼지 못하도록 가로막는다. 만약 여자가 섹스 때마다 한결 같은 반응을 보이고 오르가슴을 느껴야 한다면 그녀는 도저히 마음을 편히 가질 수 없고 섹스의 자연스러운 즐거움을 발견하지 못할 것이다.

오르가슴을 표현해야 한다는 압박감 때문에 여자에게는 섹스가 완벽하게 만족스러운 것이 되지 못하는 경우가 있다.

여자가 오르가슴을 가장하거나 연기를 해야 할 것 같은 기분을 갖게 되면 진정한 오르가슴을 경험하기란 어려워진다. 매스컴에서 '섹스의 화신'이라고 추켜세우는 여성들의 대다수가 실제 성생활에서는 오르가슴을 느끼지 못한다고 한다. 흔히 매춘부들은 섹스에 관한 한 타의 추종을 불허하고 섹스를 굉장히 즐기는 척하지만 알고 보면 거의가 불감증이라는 것이다.

매번 오르가슴을 느껴야 할 것 같은 압박감은 그녀의 육체가 정말로 오르가슴을 느낄 수 있는 상태가 되었을 때 이를 가로막는다. 멋진 섹스를 위한 요건 가운데 하나는 여자가 어떤 경우에도 연기를 할 필요성을 느끼지 않는 자유로운 상황이다. 그리고 이는 남자와 여자가 어떻게 다른지를 이해하고 나면 쉽게 성취할 수 있다.

멋진 성생활이란 가끔은 섹스가 도저히 잊을 수 없는 근사한 환상 체험이 되기도 하고, 때로는 그렇게 격렬하지 않아도 두 사람 모두 원하는 것을 얻는 만족스러운 관계를 의미한다. 남자는 오르가슴의 쾌감을, 여자는 오르가슴을 느끼고 싶든 그렇지 않든 상관없이 그녀가 원하는 육체적인 만족을 얻으면 되는 것이다.

잊지 못할 섹스

언젠가 잠자리에 들려고 옷을 벗으면서 나는 옆에서 역시 옷을 벗고 있는 아내를 슬쩍 쳐다보았다. 나는 문득 오늘밤 어떨까 하고 생각했다.

내가 말했다.

"우리, 오늘 아침에 사랑을 나누었던가?"

아내가 웃으며 대답했다.

"그래요, 정말 기억할 만한 사건이었어요. 안 그래요?"

아내의 말에 나는 소리 내어 웃었다.

이 대화는 일상적인 섹스와 의외의 섹스 차이를 가장 잘 드러낸다. 멋진 성생활은 두 가지를 모두 포함하는 것이다.

설령 오래도록 잊혀 지지 않을 의외의 섹스 비결을 알고 있다고 해도 그것을 염두에 두고 있다가 실제에 응용하기는 쉽지 않으며 늘 하던 대로 판에 박은 듯한 섹스에서 벗어나지 못한다.

남자들은 본래 효율성을 추구하는 경향이 짙다. 20분간의 전희가 기대했던 효과를 거두었다면 그의 잠재의식에 자리 잡고 있던 충동이 슬며시 고개를 든다.

"10분으로도 같은 효과를 얻을 수 있는지 한 번 해봐야겠어."

그러니 좀 더 많은 시간을 할애하라는 말 따위는 자연히 머릿속에서 잊혀지는 것이다.

왜 남자들은 잊어버리는가

멋진 성생활을 영위한다는 것은 섹스 때마다 늘 불꽃같이 격렬한 쾌감을 경험한다는 뜻이 아니다. 그것은 무엇보다도 상대방의 욕구를 민감하게 수용하는 태도를 요구한다. 이상적으로 말하자면 매번 남자와 여자 모두가 원하는 육체적인 만족을 얻을 수 있어야 하는 것이다.

일단 그들이 정기적으로 섹스를 하는 사이가 되면 남자는 처음에 그녀를 그토록 흥분하게 했던 것이 머뭇거리며 주저하는 듯한 자신의 느린 손길이었다는 사실을 잊어버린다.

남자들은 대체로 여자가 성적인 만족감을 얻으려면 무엇을 필요로 하는지 잊어버리는 경향이 있다. 처음에 성관계를 맺을 때는 그녀가 무엇을 원하는지, 혹은 자기 손길을 거부하지나 않을지 확신이 없기 때문에 아주 서서히 행위를 시작한다. 그러나 일단 그들이 정기적으로 섹스를 하는 사이가 되면 그는 그녀를 그토록 흥분시켰던 것이 머뭇거리고 주저하는 듯한 그의 느린 손길이었다는 사실을 잊어버린다. 그리고 남녀의 이러한 차이에 대해 쓴 책을 읽더라도 이것이 그의 본능적인 경험이 아니기 때문에 격정에 사로잡히는 순간 쉽게 잊어버리고 만다.

이럴 때 아마 여자라면 누구나 상대가 자기를 배려하지 않는다고 느낄 것이다. 하지만 마음은 그렇지 않으면서 남자들은 너무나 쉽게 잊어버리고 그런 사실조차 깨닫지 못한다. 바니와 결혼한 첫해에 있었던 일이 지금도 생각난다. 성생활 강의를 마치고 아내와 함께 집으로 돌아오는 차 안에서 나는 아내에게 강의가 마음에 들더냐고 물었다.

그녀가 말했다.

"난 당신이 섹스에 대해 얘기하는 것을 듣는 것이 좋아요. 그래서 당신의 성생활 강좌에 꼭 참석하잖아요. 당신의 강의는 참 명쾌해요."

나는 좀 으쓱거리며 자신 있게 말했다.

"내가 멋진 섹스에 관해 설명할 때 이론과 실제가 일치하오?"

나는 그녀에게서 이런 대답을 기대했다.

"오, 그럼요."

하지만 그녀는 잠시 망설이다가 이렇게 말하는 것이었다.

"글쎄요…… 전에는 그랬었죠."

"내가 말만 번지르르하게 하고 행동은 그에 못 미친다는 뜻이오?"

"뭐랄까, 요즘엔 당신이 매사에 좀 급히 서두르는 것 같아요."

"그렇다면 오늘밤엔 여유를 좀 가져 볼까?"

"으음, 그거 아주 반가운 소리군요."

비판적이지 않은 그녀의 말투와 태도가 나로 하여금 방어 자세를 취할 필요성을 느끼지 않게 해주었다. 그날 밤 우리는 정말로 멋진 시간을 보냈다. 내가 이 이야기를 자주 하는 까닭은 바람직한 성생활을 위한 강좌를 정기적으로 해온 나 같은 사람도 섹스에서 여자에게 시간을 좀 더 들여야 한다는 기본적인 사실을 자꾸 잊어버린다는 말을 하기 위해서이다.

만일 당신에게 필요한 시간만큼을 그가 할애하지 않을 때 속도를 좀 늦추도록 하려면 다음과 같이 간단하고 요령 있게 당신의 바람을 전하는 것도 한 방법이다.

- 오, 그렇게 하니까 너무 기분이 좋은데요. 우리 천천히 음미하면서 해요.
- 우리가 사랑을 나눌 시간은 길고 길어요.
- 오늘밤엔 우리 시간을 충분히 가져요.

이런 식의 표현으로 상대방을 자기 뜻대로 조종하려 한다거나 비난하는 듯한 인상을 주지 않고서도 자신의 의사를 표시할 수 있다.

기억에 남는 섹스

세미나에 참가한 사람들이 저마다 잊혀 지지 않는 섹스에 대해 이야기할 때 나는 거기서 공통점을 발견한다. 남자들의 경우는 상대방 여자가 어떠어떠한 반응을 보이더라는 얘기가 주종을 이룬다. 그들은 자기가 여자를 거의 미칠 듯한 격정으로 몰아넣었다거나, 강력한 엑스터시를 경험하게 해주었다는 것을 무척이나 자랑스럽게 생각하고 있었다.

반면에 여자들은 상대방이 자기에게 어떤 배려를 해주었다든가 자신은 그로 인해 어떤 느낌을 가졌는지를 얘기하는 경우가 비교적 많았다. 그들에게는 행위의 결과보다 과정이 더 중요한 것 같았다. 여자들은 상대방이 자기에게 만족감을 안겨 주기 위해 어떻게 했는지를 얘기하며 긍지를 느끼는 모습이었다. 남녀 간의 이런 차이는 아주 중요하다.

   남자에게 섹스를 잊지 못할 경험으로 만들어 주는 요체는 파트너의 만족이다.

남자에게 섹스를 잊지 못할 경험으로 만드는 요체는 파트너의 만족이다. 여자에게 만족감을 안겨 주는 데 성공했다면 그는 말할 수 없는 뿌듯함에 젖는다.

여자에게도 기억에 남을 만한 멋진 섹스의 관건은 역시 자기 자신의 만족이다. 물론 여자도 파트너가 만족감을 느끼기를 바라지만 그의 성적 만족 자체가 그녀에게 쾌감을 주지는 않는다. 파트너의 만족감이 그녀가 오르가슴에 이르는 데 필요한 성적 자극을 대신 메워 주지는 않는다. 여자들은 대체로 이런 식으로 말하지는 않는다.

"정말 멋진 시간이었어. 굉장한 오르가슴을 느꼈거든."

남자가 그녀에게 충분한 만족감을 느끼도록 해줘야만 여자에게 섹스가 멋진 경험으로 기억되는 것이다.

섹스가 남녀 모두에게 기억할 만한 멋진 사건이 되려면 여성이 만족해야 한다. 나는 남자가 이런 불평을 하는 것을 들어본 적이 없다.

"그녀에겐 아주 멋진 시간이었지만 난 그렇지가 못했어. 그 여자는 오로지 자기 쾌감에만 신경을 쓰더군. 자기 하고 싶은 대로 하더니만 또 멋대로 끝내 버리더라고."

여자의 만족은 곧 남자의 만족

남자가 여자와 정서적 일체감을 느끼면 느낄수록 그녀의 기쁨이 곧 그의 기쁨이 된다. 그녀의 몸 안으로 들어감으로써 그는 정신적으로도 역시 그녀에게 몰입되어 그녀의 쾌감을 곧 자신의 쾌감으로 여기게 된다.

만일 여자가 그와 행복한 순간을 만끽하고 있다면 그는 자신의 공로를 인정받았다는 뿌듯함에 성적으로도 한층 더 고무된다. 앞에서 말했듯이 남자의 성적 만족은 파트너의 만족에 의해 결정되고 좌우된다. 만일 여자가 절정의 쾌감을 경험하지 못하면 그는 그녀가 만족을 느끼지 못할 것으로 단정 짓는다. 여자는 반드시 오르가슴을 느껴야만 성적으로 만족하는 것이 아님을 그가 이해하면 이런 문제는 쉽게 해결된다.

절정의 쾌감이 없이도 여자가 성적으로 만족할 수 있다는 사실을 남자가 마침내 이해하고 나면 두 사람 모두 마음을 편히 가질 수 있다. 남자는 오르가슴을 섹스에서 성공의 잣대로 여기지 않게 되고 여자는 몸이 원하지 않을 때에도 늘 오르가슴을 느껴야 할 것 같은 압박감을 벗어 던질 수 있다. 대신에 남자는 섹스에서 성공의 척도를 그녀의 만족에 둘 것이고 여자는 압박감 없이 편안한 마음으로 성을 즐기게 될 것이다. 여자는 달과 같으며 가끔은 오르가슴이 없어도 성적 만족감을 느낄 수 있다는 사실을 남자들은 명심할 필요가 있다.

내가 상담해 준 여성들은 이 점에 대해 나름대로 이렇게 자기 생각을 피력했다.

• 저는 매번 오르가슴을 느껴야 한다고 생각지 않아요. 관계를 가질 때마다 절정의 쾌감을 추구하지 않는다고 해서 뭔가 문제가 있는 것은 아니지요.

• 어떤 때는 그저 그에게 안겨 있는 것만으로도 만족을 느낍니다. 그가 오르가슴에 도달하면 저 역시 행복하지만 저 자신은 별로 생각이 없을 때가 있어요. 왠지 안되더라고요. 하지만 어떤 때는 절실히 그걸 원하죠.

• 절정에 이른 쾌감이 좋을 때도 있지만 가끔은 애무와 포옹이 더 좋을 때도 있어요.

• 오르가슴에 이르기가 힘거울 때도 있습니다. 해보려고 애를 쓰면 그 순간부터 즐거움은 사라지지요. 그럴 때 그가 대수롭지 않게 받아들였으면 해요. 전 정말 아무렇지도 않거든요.

여자가 달과 같다는 것을 이해하지 못하고 남자가 성관계에서 그녀에게 늘 똑같은 모습, 똑각은 결과를 기대한다면 결국은 실망할 뿐만 아니라 파트너에게도 심리적 압박감을 줄 수 있음을 잊지 말아야 한다.

여자들이 놀라는 이유

남자들이 파트너의 성적 만족을 얼마나 원하는지에 대해 내가 세미나나 소모임에서 이야기하면 대부분의 여자들은 뜻밖이라는 반응을 보인다. 그들은 이런 의문을 갖는다.

"내가 만족을 느끼는지 어떤지에 그렇게 관심이 많은 사람이 어째서 자기 욕망을 채우는 데만 그토록 급급한 거죠?"

이는 남녀의 차이를 알면 자연히 풀린다.

남자는 여자가 성적 만족감을 느끼기를 원하지만 자기가 좋아하는 것을 그녀도 똑같이 좋아하리라는 그릇된 생각을 갖고 있다. 여자가 성적 쾌감을 느끼면 자기도 같이 흥분하고 쾌감을 느끼는 남자들은 그 점에서 여자도 마찬가지일 거라고 생각한다. 그녀가 멋진 성을 즐기려면 시간과 함께 필요한 조건이 더 있다는 사실을 그는 잘 모르는 것이다.

반복되는 얘기지만 여성의 성적 만족은 남자보다 훨씬 복잡하다. 그것은 능숙한 손길과 충분한 시간, 그리고 애정 어린 태도를 요구한다. 남자는 일단 발기가 되면 오르가슴은 자동적으로 따라온다.

문제는, 나중에 이 점에 관해 다시 말하겠지만, 그 오르가슴이 너무 빨리 올 수도 있다는 것이다. 남자 쪽에서 보면 여자가 너무 더디고, 여자 쪽에서는 남자가 너무 빠른 것이다. 이러한 문제는 여자의 기본적인 욕구가 충족될 만큼 남자가 시간을 길게 늘리는 방법을 터득함으로써 해결할 수 있다. 이렇게 해서 여자가 충분히 만족감을 느끼도록 하면 다음에 그가 짧은 섹스를 원할 때 쉽게 그녀의 도움을 얻을 수 있다.

남자와 여자는 서로 훌륭하게 조화를 이룰 수 있다. 여자가 보름달과 같아서 절정의 쾌감을 맛보고 싶어 할 때, 남자는 그녀에게 보다 커다란 만족감과 즐거움을 마음껏 안겨 줄 수 있을 것이다. 그녀가 반달이거나 조각달일 때는 다정한 손길을 느끼고 싶어 하는 그녀의 욕구를 채워 주면서 한편으로 그는 아무런 걸림돌 없이 자유롭게 섹스를 즐길 수 있다. 이럴 때 그는 생물학적으로 타고난 대로 불과 몇 분 안에 절정에 이를 수 있다.

어떤 때는 긴 시간을 잡아 그녀가 오르가슴에 이를 수 있도록 하고, 그녀가 그럴 마음이 없을 때는 오직 자신의 오르가슴을 위해 제약 없는 자유를 누릴 수 있다. 이럴 때 그는 골인 지점을 향해 전력 질주하는 단거리 달리기 선수이며, 앞의 경우는 완주를 위해 슬기롭게 속도를 조절해야 하는 장거리 주자이다.

여자가 오르가슴을 원하지 않을 때

여자는 섹스를 시작할 때까지도 자기 몸이 오르가슴을 원하는지 아닌지 잘 모를 때가 있다. 신체주기상 보름달인지 반달인지 자신도 모르는 것이다. 파트너의 애정 표시에 달콤한 기분이 되어 자기도 섹스를 원한다고 생각했는데 막상 일이 시작되고 나서야 오르가슴에 별 생각이 없음을 깨닫게 되는 수도 있다.

남자가 그녀에게 절정의 순간을 갖게 하기 위해 긴 시간 애쓰고 그녀도 함께 노력하는데 그녀의 몸이 따라 주지 않으면 두 사람 모두 좌절감에 사로잡히게 된다. 그는 무엇인가 잘못되었다고 느끼고 그것을 상대방이나 자신의 탓으로 돌리려 할 것이다. 달의 순환 주기를 이해하지 못하면 그녀 역시 자기한테 뭔가 문제가 있다고 생각할지도 모른다. 그녀는 연기를 해서라도 그의 행위에 반응을 보이려고 하겠지만 그건 진짜가 아니다. 이러한 행동은 그들의 성적인 자신감을 약화시키고 성욕을 떨어뜨릴지도 모르는 불쾌한 기억을 남긴다.

여성의 신체 주기를 알면 좌절감은 사라진다. 여성들은 그들의 몸이 마치 달과 같다는 말을 듣는 것만으로도 오르가슴의 압박감에서 해방된 기분이라고 내게 말하곤 한다. 섹스 때 솔직한 태도를 보이기를 주저하는 여자들도 오르가슴의 압박감에서 벗어나면 비로소 자신을 터놓기 시작한다. 반응을 꼭 나타낼 필요가 없어짐으로써 자연스러움을 획득하는 것이다.

> 섹스 때 솔직한 태도를 보이기를 주저하는 여자들도 오르가슴의 압박감에서 벗어나면 비로소 자신을 터놓기 시작한다.

섹스를 하면서 오르가슴을 느끼지 못할 것 같은 기분이 들면 헛된 노력을 계속할 것이 아니라 이렇게 말하는 것이 좋다.

"그냥 빨리 해요."

이 한 마디에 세상이 달라질 수 있다. 남자들은 상대의 오르가슴을 위해 노력하다가 갑자기 자신의 오르가슴으로 방향을 바꾸어도 아무런 어려움을 느끼지 않는다.

여자가 절정에 이르지 못하는 것은 그것이 남자의 잘못이 아니라는 상호 이해가 없을 때에만 문제가 된다. "우리 그냥 빨리 해요"라고 그녀가 말할 때 그는 책임을 면제받는 기분을 느낄 것이다. 그것은 그의 잘못도, 그녀의 잘못도 아니며 단지 그녀의 몸이 오르가슴을 느끼기에 알맞은 때가 아닌 것뿐이다. 이럴 때 다정하게 그녀를 안아 주는 것만으로도 얼마든지 그녀를 만족시킬 수 있다.

여자가 만족감을 느낄 수 있도록 남자가 시간을 충분히 가져야 하는 만큼 반대로 그녀도 그를 위해 아주 짧은 시간에 맞추어야 할 경우도 있다.

다음 장에서는 남자들이 경험하는 짧은 섹스의 즐거움과 그럴 때 여자는 원하는 것을 어떻게 얻을 수 있는지에 대해 알아 보기로 하겠다.

6. 스피드 섹스의 즐거움

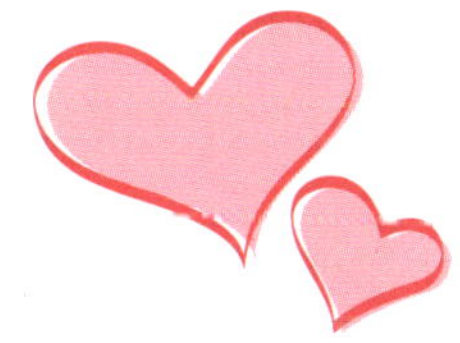

여자에게 즐거운

경험을 선사하려면 시간을 충분히 들여야 한다고 얘기하는 책들은 많지만 짧은 시간에 절정의 쾌감을 맛보고 싶어 하는 남자의 정당한 욕구를 설명해 주는 책은 없는 것 같다.

비록 대부분의 남자들이 파트너를 기쁘게 하면서 행복을 느끼기는 하지만 "신속 배달!(Just do it!)"이라고 안내한 상품 광고처럼 때로는 모든 전희를 생략하고 곧바로 본론으로 들어가고 싶을 때도 있다. 시간을 오래 끌 수 있을지, 파트너를 어떻게 행복하게 해줄 수 있을지 염려일랑 접어 두고 거리낌 없이 행동하고 싶은 욕구가 그의 내면 깊숙한 곳에 자리하고 있는 것이다. 이것은 그가 파트너의 즐거움에 관심이 없어서가 아니라 스스로를 억제하고 싶지 않은 욕구 때문이다.

남자가 인내심을 갖고 파트너의 성적 만족을 위해 시간과 노력을 기울이려면 그도 이따금 스피드 섹스를 즐길 수 있어야 한다. 그가 가끔 한 번씩 자신의 본능에 충실하여 전희나 일체의 군더더기를 생략하고 대담하게 행동하고 싶은 욕구를 충족시킬 수 있다면, 보다 즐거운 마음으로 기꺼이 그녀의 욕구를 채워 줄 수 있게 된다. 자동차 카뷰레터를 깨끗이 청소하려면 이따금 고속도로를 쌩쌩 달릴 필요가 있듯이 남자도 때로는 속도를 늦추지 않고 마음껏 가속 페달을 밟아 줄 필요가 있는 것이다.

이런 욕구를 속으로 느끼는 것과 행동으로 옮기는 것은 전혀 다른 문제이다. 예를 들어 제임스와 루시 부부가 섹스를 후닥닥 해치웠을 때 제임스는 그녀가 원하는 것을 얻지 못했을 것이라며 죄책감을 느끼곤 했다.

루시를 위한 전희가 전혀 없이 섹스를 한다는 것은 이기적인 행동이며, 따라서 자기는 좋은 섹스 파트너가 못 된다는 자격지심에 사로잡혔다. 제임스는 이 문제를 해결하려고 출근하기 바로 직전까지 기다렸다가 섹스를 시작하는 방법을 택했다.

그는 아내에게 말했다

"출근을 해야 하기 때문에 몇 분밖에 시간이 없는데 나가기 전에 당신과 사랑을 나누고 싶소."

루시는 기꺼이 협조해 주었고 그는 죄책감 없이 원하는 방식대로 짧은 섹스를 즐겼다.

　얼마쯤 지나니 이게 아니라는 생각이 들었다. 제임스는 이따금 스피드 섹스를 즐기려고 공연히 늦게까지 기다리는 것이 싫었다. 이 문제를 좀 더 효과적으로 해결하기 위해 나는 그들에게 협상을 하라고 제의했다.

전희를 생략한 자유로운 섹스

제임스가 루시에게 말했다.

　"가끔 전희를 완전히 생략한 섹스를 하고 싶을 때가 있소. 그런 섹스는 당신이 원하는 것을 줄 수 없으리라는 것을 잘 알지만 내게는 무척 즐거운 기분을 갖게 하거든."

　나는 루시에게 이렇게 물었다.

　"당신이 제임스의 욕구를 기쁜 마음으로 충족시켜 줄 수 있으려면 그가 당신에게 무엇을 어떻게 해야 할까요?"

　그녀가 말했다.

　"잘 모르겠어요. 좀 생각해 봐야 할 것 같은데요. 그런 섹스에서 제가 얻을 건 아무것도 없을 것 같거든요."

　제임스가 말했다.

　"일리가 있는 말이오. 대신에 여유 있게 즐기는 섹스도 우리가 지금 하고 있는 횟수만큼은 꼭 하겠다고 약속하면 어떻겠소?"

　"좋아요. 그리고 적어도 한 달에 한 번 정도는 정말 특별한 섹스나 로맨틱한 여행을 하는 건 어때요?"

　제임스는 동의했다. 그들 부부는 이따금 그의 취향에 따라 짧은 섹스, 즉 '패스트푸드 섹스'를 하는 대신에 일주일에 한두 번은 느긋하고 여유 있는, 마치 '가정에서 정성스레 요리한 음식' 같은 섹스를 즐기기로 했고, 적어도 한 달에 한 번은 어떠한 방해도 제약도 없이 마치 '미식가가 찾는 음식' 같은 특별한 섹스를 음미하기로 했다. 나는 루시에게 이렇게 물었다.

　"제임스가 원하는 짧은 섹스를 당신이 흔쾌히 받아 주는 것만큼 그에게 달리 원하는 것은 없습니까?"

　그녀가 말했다.

　"글쎄요. 말만 들어서는 모두 그럴듯하게 들리는데 아직도 마음이 썩 내키지는 않아요."

　그녀는 제임스를 보며 말했다.

　"당신이 원하는 그런 섹스는 3~4분이면 끝날 거예요. 당신이 끝낼 때쯤이면 나는 막 시작하려는 참이겠죠. 그렇더라도 당신은 내가 쾌감 어린 반응을 보여주길 기대할 것 같은데요? 한데 나는 그렇게 짧은 시간에는 도저히 불가능하거든요."

　"그건 염려 말아요. 내 약속하리다. 만일 당신이 이따금 내 방식을 용인해 준다면 당신한테서 어떤 반응도 기대하지 않겠다고 약속하겠소. 그건 당신이 내게 주는 선물이 될 거요. 당신이 그런 섹스에서 무엇을 얻을 수 있으리라고 생각하지 않소. 당신이 침대에 죽은 개처럼 누워 있더라도 마음에 두지 않을 것이오."

　루시가 깔깔 웃으며 말했다.

　"좋아요, 하지만 한 가지 또 있어요."

루시는 자신이 유리한 입장에서 협상을 하고 있다는 것을 알았다. 그녀는 달을 손에 넣었으니 이제 별을 갖고 싶었고 제임스는 아내의 요구를 얼마든지 들어줄 용의가 있었다.

그녀가 말했다.

"이따금 짧은 섹스를 즐기고 싶은 것이 당신의 바람이라면 내가 바라는 것은 당신이 성적으로 흥분했거나 섹스를 원해서가 아니라 그냥 애정의 표시로 몇 분간 나를 안아 주는 거예요."

"그런 거라면 문제없소. 당신이 그러고 싶을 때는 언제든지 말만 해요."

그가 잠시 말을 멈췄다.

"그게 다요?"

"그런 것 같아요."

네 가지 조건

나는 이것을 아주 멋진 협상이라고 생각했고 제임스와 루시도 마찬가지였다. 나는 모든 것을 확실히 해두기 위해 협상 내용을 간단히 정리해 보는 게 좋겠다고 그들에게 제의했다.

제임스가 루시에게 말했다.

"네 가지 조건이 제시되었다고 할 수 있겠소. 집에서 요리한 음식 같은 정상적인 섹스는 평소와 다름없이 한다. 한 달에 한 번은 미식가처럼 특별한 섹스를 즐긴다, 짧은 섹스 때는 당신한테 아무것도 기대하지 않는다. 그리고 섹스와 상관없는 포옹을 종종 해준다. 내가 이 네 가지 조건을 들어 주면 기꺼이 나와 패스트푸드 섹스를 할 용의가 있다는 것으로 요약되겠지."

"좋아요. 하지만 내가 몸이 너무 피곤하거나 생리중이거나 그 밖의 다른 이유로 도저히 내키지 않을 때도 어쩔 수 없이 당신 요구에 응해야 하는 건 싫어요."

제임스는 기꺼이 동의했다.

다음 모임에 나온 제임스는 그동안의 일을 얘기하면서 아내가 정말 죽은 개처럼 누워만 있는데도 별로 신경 쓰이지 않더라고 말했다.

성적인 매력을 키우려면

이러한 새로운 타협으로 제임스와 루시의 성생활은 그들이 상상할 수 없을 만큼 좋아졌다. 제임스의 눈에 루시는 어느 때보다도 매력적으로 보였다. 제임스는 그런 변화를 이렇게 설명했다.

"여자와 성관계를 맺은 이래 처음으로 완전한 자유를 느꼈습니다. 전희를 생략하고 곧바로 그녀의 몸 속으로 들어가 느낀 짜릿한 해방감은 정말 예상하지 못했어요. 그녀의 성적 만족을 위해 내가 잘 하고 있는지 전혀 신경 쓸 필요가 없었죠. 그녀의 욕구를 채워 주지 못하는 것을 미안해하지 않고 오로지 저의 쾌감만을 추구하기는 처음이었어요, 그녀는 원하는 것을 확보해 놓은 상태였기에 두 사람 모두 기분이 괜찮았습니다."

제임스뿐만 아니라 대부분의 남자들에게 죄책감이 따르지 않는 짧은 섹스는 해방감을 준다. 그것은 마치 언제든 슈퍼마켓에 가면 원하는 물건을 살 수 있다는 확신 같은 것이며, 헬멧을 쓰지 않고 오토바이를 타거나 속도 제한 없이 전 속력으로 차를 몰 수 있는 자유처럼 모든 염려와 속박을 벗어 던진 것이다. 물론 풋내가 풀풀 나는 청년다운 감정이기는 하지만 그것이 남자의 삶과 관계에 새로운 활력을 불어넣는 것도 사실이다. 따지고 보면 인생에서 성적인 황금기는 바로 청년기 아닌가! 새롭게 찾은 이 성적인 자유는 남자의 성생활을 놀랍도록 재충전해 준다.

뿐만 아니라 제임스와 루시 부부가 그 같은 협정을 맺은 뒤 제임스는 섹스를 시작하려다가 거부당하는 기분이 싫어서 주저하거나 망설이는 일이 없어졌다. 예전처럼 그가 섹스를 시작하려는데 그녀가 내키지 않을 때는 싫다고 거절하는 대신에, 그러면 그가 거부당했다는 느낌에 불쾌해질 테니까, 빨리 끝나는 섹스를 하자고 말하면 되는 것이다.

흥미로운 것은 몇 년쯤 그렇게 죄책감 없는 성생활을 계속하다 보니 그러한 것이 제임스에게 그다지 중요하지 않게 되었다는 점이다. 그가 섹스를 시작하려는데 그녀가 별로 내키지 않아하면 짧은 섹스 대신 그녀가 섹스를 원할 때까지 기꺼이 기다리게 된 것이다.

원하기만 하면 거의 언제든지 짧은 섹스를 할 수 있으며 그녀가 흔쾌히 받아 줄 것임을 알기 때문에 그녀가 여유 있는 섹스를 즐길 기분이 아니어도 그는 눈곱만큼도 거부당했다는 느낌이 들지 않았다. 이것은 남자가 파트너에게 지속적으로 성적인 매력을 느끼는 데 무척 중요하게 작용하는 감정이다. 브레이크에 자꾸만 발을 올려놓아야 하는 부담 없이 때로 자기가 원하는 것을 향해 나아갈 수 있다는 느낌은 남자에게 무척이나 매력적으로 여겨지는 것이다.

여자가 섹스에 마음이 없을 때

짧은 섹스에 대한 죄책감을 면제해 줌으로써 여자는 남자로 하여금 심리적 부담 없이 섹스를 시작할 수 있도록 도와준다. 남자가 섹스를 시작할 때 상대방에게 흔히 하는 말과 이때 여자가 할 수 있는 대답 몇 가지를 소개한다.

• 당신을 보니 흥분되는군. 우리 섹스를 합시다.

　나는 지금 별로 생각이 없거든요. 그러니까 우리 속성으로 하죠.

• 당신이 그리웠소. 우리 침실에서 사랑을 확인하는 시간을 가집시다.

　음, 그거 좋은 생각인데요. 지금은 시간이 얼마 없으니까 빨리 끝내는 게 좋겠네요.

• 난 지금 시간이 있는데 섹스를 하는 게 어떻겠소?

　지금은 그냥 간단히 하고 내일쯤 시간 여유를 갖고 제대로 하자고요.

• 우리 이층으로 올라가서 운우의 정을 나눠 볼까?

　섹스는 빨리 끝내고 당신과 편안하게 누워 다정한 대화의 시간을 갖고 싶어요.

• 오늘 우리 육체적 친밀감의 시간을 가져 볼까?

　긴 섹스는 별로 내키지 않으니까 짧은 섹스가 좋겠어요. 가끔은 오르가

슴 없이 당신을 내 몸 안에 받아들이는 것만으로도 아주 기분이 좋거
든요.

• 이거 흥분되는데. 당신과 섹스하고 싶소.
  저도 그래요. 하지만 시간이 별로 없으니까 우리 후딱 해치우자고요.

• 오늘밤 사랑을 나눕시다.
  지금은 두통이 몹시 심해서 내일 했으면 좋겠어요. 대신에 지금 손으로
  해줄 수는 있어요.

• 남자가 아무 말 없이 옆에 누워 있는 파트너에게 가만히 손을 뻗어 애무
  를 하기 시작한다. 여자는 이렇게 속삭인다. "으음, 기분이 좋은데요. 오
  늘밤은 내게 신경 쓰지 말고 당신 하고 싶은 대로 해요."

• 섹스를 하는 도중 남자가 클리토리스를 애무하는데 여자는 자신이 절정
  에 도달하지 못할 것 같음을 문득 깨닫는다. 그녀는 그의 손을 끌어올리
  며 이렇게 말한다. "그냥 내 안으로 들어와요. 당신을 내 몸 속에서 느끼
  는 것으로 족해요. 당신의 쾌감이 내게 전해지는 게 좋아요." 이 말에는
  이런 뜻이 담겨 있다. "내 쾌감에는 신경 쓰지 마세요. 오늘밤은 내 몸이
  오르가슴에 이를 준비가 되어 있지 않으니 당신 뜻대로 빨리 끝내도 괜
  찮아요."

• 남자가 전희에 긴 시간을 들이고 있는데 여자는 왠지 섹스에 몰입되지

않고 그냥 그와 다정한 시간을 보내고 싶다. 여자가 그의 발기한 페니스를 잡고 자신의 몸 속으로 밀어 넣으며 이렇게 말한다. "오늘은 빨리 끝내자고요."

당신의 성생활에 이처럼 죄책감이 없는 짧은 섹스를 곁들임으로써 두 사람 모두 심리적인 부담을 덜고 뜻밖의 자유로움을 만끽할 수 있다. 남자는 상대방한테서 거부당할지도 모른다는 심리적 부담에서 해방되고 나서야 그것이 지금까지 그의 욕망을 얼마나 위축시켰는지를 비로소 깨닫는다. 또한 이러한 새로운 대화의 기법을 사용하면 여자는 섹스할 마음이 내키지 않을 때 짐짓 오르가슴을 가장하거나 연기를 해야 할 것 같은 압박감을 벗어 던질 수 있다.

남자가 섹스에 등을 돌리는 이유

남자가 섹스를 시작하려다가 거부당하면 그때마다 마음의 상처를 받고 그것이 자기도 모르는 사이에 점차 쌓여 간다. 퇴짜를 맞고 무안 당하는 일이 거듭되면서 그는 섹스를 하고 싶어도 망설이게 되고 나아가서는 아예 기피할 수도 있다. 그는 아직 자기를 퇴짜 놓은 적이 없는 다른 여자를 꿈꾸거나 여자고 뭐고 아예 흥미를 잃어버릴지도 모른다. 만일 그가 다른 여자에게 마음을 빼앗기게 되면 아내에게는 이제 성적인 매력을 느낄 수 없다고 생각할 것이다. 만일 섹스 자체에 흥미가 사라져 버리는 경우에는 자기가 늙어 가기 때문이라고 생각할 것이다.

관계 초기에는 기회가 주어지면 거의 언제나 섹스를 즐기기에 바빴던 커플이 결혼생활이라는 현실 속에 편입되면 사정이 달라진다. 거기다가 아이가 태어나면 미리 계획을 세우고 부부관계를 갖거나 아니면 가능한 시간까지 기다려야 한다.

남편이 섹스를 하자고 말을 꺼냈을 때 아마 마음과는 달리 다음과 같은 말로 거절하는 경우가 종종 있을 것이다.

- 지금은 안 돼요. 저녁 준비를 해야 한단 말예요.
- 나중에요. 지금은 전화를 할 데가 있거든요.
- 안 돼요. 나 지금 장보러 가야 해요.
- 내가 그러고 있을 시간이 어딨어요?
- 안 돼요. 그러잖아도 할 일이 태산 같은데.
- 지금은 생각 없어요.
- 지금 그럴 때가 아니에요.
- 머리가 아파요.
- 지금은 그런 생각을 할 수가 없어요.
- 지금 생리중이라 배가 아프단 말예요.

이런 말을 들으면 남자는 이성적으로는 상대를 이해하려고 노력하겠지만 감정 차원에서는 거부당했다는 느낌을 지울 수가 없을 것이고, 이런 일이 반복되면 자기 쪽에서 섹스를 시작하는 것을 망설이게 된다.

그가 여전히 섹스를 원할지는 몰라도 퇴짜를 맞는 일이 너무 잦으면 자신의 성욕을 억제하고 나중에는 그녀가 확실한 신호를 보낼 때까지 기다리게 된다.

그는 지금이 그녀 쪽에서 섹스를 하기에 알맞은 때인지 가늠하느라 많은 시간을 보낼 수도 있다. 비록 그가 의식하지는 못하더라도 섹스에 마음은 있는데 혼자서 망설이다가 욕망을 억제하는 쪽으로 결론을 내릴 때면 그는 더욱더 거부당했다는 느낌에 사로잡힌다.

보이는 게 전부는 아니다

제이크와 애니는 결혼한 지 7년이 되었다. 결혼생활 3년째부터 부부 사이에 문제가 생기기 시작했고 고민 끝에 그들은 자문을 얻기로 했다. 서로에게 반해서 결혼했는데 세월이 흐르자 그때의 열정이 온데간데없이 사라진 것이다. 나와 상담 중에 불쑥 애니가 제이크에게 말했다.

"당신과 좀 더 자주 잠자리를 같이 하고 싶어요. 그게 잘못인가요? 내가 싫어졌어요?"

제이크는 애니의 말에 놀랐다.

"내가 보기엔 늘 섹스를 원하는 쪽은 나지 당신이 아니었어. 나는 당신과 섹스를 원했지만 당신이 내키지 않을 것 같아서 아무 내색도 하지 않은 적이 셀 수 없이 많다고."

"물어 보지도 않고 내가 마음이 있는지 없는지 당신이 어떻게 알아요?"

"알 수 있어. 내가 한두 번 거절당해 봤나?"

"그건 공평하지 못해요. 내가 섹스에 별 생각이 없었던 때라도 당신이 나를 원한다고 말했다면 그 마음이 달라질 수도 있었어요. 그 순간에는 내키지 않다가도 그 말을 들음으로써 그 쪽으로 방향이 바뀔 수도 있고요. 당신이 섹스를 시작하는 것을 난 항상 고맙게 생각해요."

제이크와 애니가 죄책감 없는 짧은 섹스를 안 뒤에는 그들의 부부 관계에 열정이 되살아났다.

왜 남자는 거부 당했다고 느끼는가

애니와 제이크가 성적인 거부에 대해 얘기할 때 애니는 자기가 섹스를 할 마음이 내키지 않는다고 해서 그가 왜 그렇게까지 거부당했다는 느낌에 사로잡히는지 이해할 수 없었다. 자기가 그와의 섹스를 진심으로 좋아하는데 그가 그럴 이유는 없을 것 같았다.

이성적으로는 제이크도 그렇게 생각하지만 감정적으로는 잘 안 되었다. 성적인 거부가 남자들이 가장 예민하고 상처받기 쉬운 영역 가운데 하나로 손꼽히는 데는 다양한 이유가 있다.

상대적으로 욕망이 크다 보니 자기가 원하는 것을 얻지 못했을 때 그는 거부당했다는 느낌을 자주 갖게 된다.

생물학적으로 그리고 호르몬의 작용으로 인해 남자는 여자보다 훨씬 자주 성적인 충동에 사로잡힌다. 그러니 그들이 섹스를 원하는 횟수가 더 많은 것은 당연하다. 욕망이 크다 보니 원하는 것을 얻지 못하는 경우가 허다하고 그럴 때 그는 거부당했다는 느낌을 갖게 되는 것이다. 앞에서도 얘기했듯이 남자는 섹스를 통해 비로소 사랑의 느낌을 갖는다. 남자의 가슴은 성적으로 흥분하면서 열리는 것이다. 남자가 성적인 흥분에 사로잡혀 섹스를 시작하려고 할 때가 감정적으로 가장 상처받기 쉬운 때이다. 상대방에게서 거부당했다는 생각이 그의 가슴에 가장 큰 고통으로 자리하는 것도 바로 이때이다. 만일 그가 은연중에 이미 그런 느낌을 받고 있다면 성적인 흥분은 그로 하여금 다시금 그 고통을 느끼게 할 것이다. 이유가 무엇인지 그가 깨닫지는 못하지만 성욕을 느끼는 것과 동시에 분노의 감정도 느낀다.

만일 남자가 파트너에게서 거부당하여 마음의 상처를 갖고 있다면 성적인 흥분은 그에게 다시금 그 고통을 떠올린다. 그는 성욕이 생기면 왠지 화가 나는데도 그 이유는 잘 모른다.

만일 그가 그런 감정에서 벗어나는 방법을 모르면 좌절감과 고통은 점점 커지고 결과적으로 파트너한테서 성적인 매력을 느끼지 못하게 된다. 어떻게 하면 상대방에게서 거부당했다는 느낌을 떨쳐 버릴 수 있는지, 이 문제를 어떻게 풀어야 하는지를 자각하지 못하면 그는 자신도 모르게 파트너를 멀리하게 된다. 성적 매력의 상실은 의식적인 선택이 아니라 무의식적인 반사행동이다.

더러는 그를 거부하지 않을 환상 속의 여인이나, 좋아하지도 않는 여자에게 성적인 관심을 돌리는 남자들도 있다. 후자의 경우는 그가 그녀를 좋아하지 않기 때문에 거부당할 것을 두려워할 필요가 없는 것이다. 이것은 남자들이 가장 사랑하는 여자를 멀리하면서 낯선 여인에게 성적 흥분을 느끼는 이유를 설명해 준다.

여자들도 섹스를 좋아한다

여자들은 섹스를 좋아한다. 단지 그들이 섹스를 하고픈 욕망을 느끼기에 앞서 필요한 것이 남자보다 많은 것이다. 남자들은 지금껏 살아오면서 여자는 섹스를 좋아하지 않는다는 수많은 암시를 받았기 때문에 이를 쉽사리 이해하지 못한다.

남자가 세월이 흘러도 변하지 않는 열정과 매력을 유지하고 싶다면 파트너가 그와의 섹스를 좋아한다는 확신을 그에게 심어 줄 필요가 있다.

남자가 세월이 흘러도 변하지 않는 열정과 매력을 보여주려면 여자가 그와의 섹스를 좋아한다는 확신을 그에게 주어야 한다.

대체로 남자들의 성적 관심은 열일곱에서 열여덟 살 때에 최고조에 달한다. 그러나 여자들은 서른여섯에서 서른여덟 살쯤 되어야 성적인 전성기에 이른다. 이는 남녀가 섹스 때 경험하는 쾌감과 매우 흡사한 양상을 띤다. 남자는 전희가 거의 없어도 순식간에 성적으로 흥분할 수 있지만 여자에게는 더 많은 시간이 필요하다. 그러니 남자 쪽에서 여자가 섹스를 좋아하지 않는 것처럼 느껴지는 것은 당연하다.

성에 대한 어머니의 태도 또한 남자에게 적잖은 영향을 미친다. 그가 사춘기에 섹스나 여자 친구에 대한 호기심과 관심을 어머니가 혹시 알게 될까봐 전전긍긍했다면 성욕을 갖는 것은 옳지 못하다는 생각이 은연중 그의 잠재의식 속에 자리하게 된다. 어른이 되어서 좋아하는 여자와 함께 있을 때 그런 잠재의식이 고개를 들고 그에게 이렇게 속삭일지 모른다.

'그녀에게 성욕을 드러내 보여서는 안 돼. 그랬다가는 그녀가 멀어지게 될 거야.'

과거의 경험이 남자의 성적 관심의 저하와 직접 연관되지는 않더라도 여자가 섹스에 관심이 없는 듯이 느껴질 때 그는 틀림없이 과민한 반응을 보일 것이다. 그녀가 섹스에 생각이 없을 때 그는 자기도 모르게 이런 느낌에 사로잡힌다.

'그렇겠지. 그녀는 섹스를 원하지 않아.'

이따금씩 짧은 섹스를 여자가 받아들이고 그가 섹스를 시작하려 할 때 언제든지 적극적인 태도로 응한다면 남자의 열정과 성적 흥미가 지속될 수 있다.

이러한 경향을 완화하는 방법은 여자가 그에게 수시로 섹스를 좋아한다는 암시를 주는 것이다. 때로 짧은 섹스를 받아 주는 것은 그녀가 보일 수 있는 가장 강력한 지지이다. 또한 그가 섹스를 시작하려 할 때 적극적으로 응하는 것이야말로 섹스에 대한 그녀의 긍정적인 태도를 효과적으로 입증하는 계기가 될 것이다.

모호한 대답

여자들은 섹스를 원하는 마음이 속에 감춰져 겉으로 드러나지 않는 경우가 많은데 남자들은 이 점을 깨닫지 못한다. 그래서 여자가 실제로는 섹스를 원하는데도 남자는 결국 거부당했다는 느낌만을 안고 물러나는 수가 있다.

때때로 남자는 파트너에게 아래와 같은 질문을 할 때가 있다.

- 당신 섹스를 하고 싶소?
- 당신 지금 섹스를 원하오?
- 당신 지금 섹스를 할 마음이 있소?

이런 질문에 여자가 "글쎄요" 혹은 "잘 모르겠어요"라고 대답하면 남자는 대개 그 말을 오해한다. 그들은 여자가 잘 모르겠다고 말하는 것을 정중한 거절의 표현이라고 생각한다. 남자들은 여자의 이런 점을 이해하지 못한다.

남자들은 달이 아니라 해를 닮았다. 남자에게 섹스를 원하느냐고 물으면 그들은 분명히 대답한다. 해는 뜨거나 지거나 둘 중에 하나이다. 남자는 자신이 섹스를 원하는지 그렇지 않은지 확실하게 안다.

여자가 섹스를 원하는지 어떤지 잘 모르겠다고 말할 때 그것은 자기 마음을 알려면 약간의 시간과 관심과 대화가 필요하다는 뜻이다. 이러한 사실을 새롭게 인식하면 남자가 그녀의 미온적인 태도를 거부로 받아들이고 쉽사리 포기하는 일은 없어질 것이다.

나와 섹스를 하고는 싶은 거요?

파트너가 성관계에 미온적인 태도를 보일 때 포기하는 대신 이렇게 말해 보라.

"당신, 나와 섹스를 하고는 싶은 거요?"

아마 그녀는 거의 대부분 그렇다고 대답할 것이다. 그녀가 대번에 이렇게 말하는 바람에 오히려 그런 질문을 했던 남자 쪽에서 놀랄지도 모른다.

"그럼요. 언제나 당신과의 섹스를 원해요."

이 말은 그의 귀에 음악처럼 듣기 좋은 소리일 것이다. 하지만 그녀는 섹스를 원하지 않는 이유를 줄줄이 늘어놓을지도 모른다.

"그러기엔 시간이 충분치 못한 것 같은데요. 빨래도 해야 하고 할 일이 너무 많아요."

어쩌면 이렇게 말할 수도 있다.

"내 기분이 어떤지 나도 잘 모르겠어요. 지금 당장은 마음이 너무 복잡해요. 우선 이 일을 다 끝낸 다음에 생각해 보면 또 몰라도."

이것저것 이유를 대는 그녀는 거절의 말을 하고 있는 것이 아니다. 그녀는 지금 단지 말이 하고 싶은 것이다. 자기 기분을 말로 표현하고 나면 그녀는 비로소 자신의 속마음을 발견할 수 있을 것이다. 마음이 내키지 않는 이유를 열거하다가 여자가 갑자기 마음을 돌려 이렇게 말하는 경우는 허다하다.

"좋아요, 그럼 하자고요."

남녀의 차이를 이해하지 못하면 여자가 섹스를 원하는지 어떤지 확신하지 못하는 이유를 대는 동안 남자는 그녀로부터 거부당했다는 느낌에 사로잡히기 쉽다. 그러나 그녀의 마음 한쪽에 그와의 섹스를 원하는 부분이 있다는 말을 듣고 나면 그는 한결 마음을 편히 갖고 그녀의 말을 들어 줄 수 있게 된다. 설령 지금은 섹스를 원하지 않는다는 쪽으로 결론을 내리더라도 그녀는 이렇게 말할 수 있다.

"당신이 원한다면 지금은 빨리 끝내는 섹스를 하고 곧 시간을 내어 좀 더 여유 있는 섹스를 즐기면 되겠군요."

여자는 남자의 이런 면을 간파하고 이를 적절히 활용할 수 있다. 남자는 섹스를 원하는데 그녀가 확신이 서지 않을 때는 그런 식의 대화방법이 가장 효과적이다. 예를 한 가지 들어 보자.

남자가 말한다.

"나와 섹스를 하지 않겠소?"

여자는 이렇게 대답한다.

"마음 한구석에서는 당신과의 섹스를 원해요. 하지만 잘 모르겠어요. 시장도 보러 가야 하고 할 일도 좀 있고요. 그리고 또……"

그와의 섹스를 원하는 마음이 없지 않다는 사실을 먼저 알림으로써 그로 하여금 그녀가 말하는 이런 저런 이유에 한결 편한 마음으로 귀 기울이고 이를 받아들일 수 있도록 하는 것이다.

섹스, 아니면 사랑 나누기?

남자는 파트너가 좀처럼 '섹스'라는 말을 쓰지 않을 때 그녀가 섹스를 싫어하는 것이 아닐까 하는 의구심을 갖는다.

에릭이 말했다.

"전에 어떤 여자와 사귄 적이 있는데요. 그녀는 섹스를 섹스라고 부르려 하지 않았어요. 언제나 섹스라는 말 대신 '사랑을 나눈다'는 말을 쓰고 싶어 했죠. 제가 섹스라고 말하면 그녀는 내 제의를 거부했고 나를 마뜩찮게 생각하는 듯한 눈치였어요. 그녀는 내가 그 말을 쓰는 것도 몹시 못마땅해 했습니다. 나는 '사랑을 나눈다'는 표현을 더 좋아하는 그녀를 이해하기는 했지만 왠지 그녀에게 모욕당한 기분이었어요. 분명히 내 마음은 그녀와 사랑을 나누기를 바랐지만 내 몸은 섹스를 원했습니다. 얼마쯤 지나자 나는 그녀와의 섹스에 흥미를 잃었어요. 결국 우리는 헤어지고 말았죠."

사소한 의미상의 차이가 큰 문제를 야기한 것이다.

에릭은 새 애인 트리시와 관계를 갖기 시작하면서 그녀가 '섹스'보다 '사랑을 나눈다'는 표현을 즐겨 사용한다는 사실을 알아차렸다. 이미 경험한 일이었기에 에릭은 이번에는 처음부터 문제를 바로 잡아야겠다고 생각했다.

에릭은 트리시에게 자기는 섹스라고 부르는 게 더 좋으며, 그녀가 '사랑을 나눈다'는 표현을 더 좋아하는 것을 이해한다고도 말했다. 그녀는 자신들의 섹스가 언제나 애정을 전제로 하고 있고 섹스와 사랑의 등식이 성립하는 한 그가 섹스라고 표현하는 것을 즐겁게 받아들이기로 합의했다.

이따금 트리시가 '사랑을 나눈다'고 표현할 때 에릭은 그 표현을 기꺼이 받아들일 수 있었고 그녀가 섹스를 그렇게 표현하고 있을 뿐임을 믿어 의심치 않았다. 일단 합의가 이루어지자 트리시는 그가 섹스라고 표현해도 전혀 거슬리지 않았다.

에릭이 말했다.

"만일 내가 '섹스'라는 말 대신 '사랑을 나눈다'고 표현해야만 했다면 어쩐지 상대방을 기만하는 듯한 기분이 들거나 아니면 내가 섹스를 원한다는 사실을 숨겨야 할 것 같은 심정이 되었을 겁니다."

섹스를 어떻게 부를 것인가 같은 작은 차이가 이번에는 그들의 관계를 더욱 굳게 다져 주는 계기가 된 것이다.

섹스라는 말 대신

어떤 커플은 '섹스'라는 단어를 다소 부정적인 의미를 함축한 말로 여기기도 한다. 만일 '섹스'라는 표현이 썩 내키지 않는다면 당신이 자기만의 비밀 문구를 하나 만들어 써도 좋다. 또 설령 '섹스'라는 말에 아무런 거부감을 갖고 있지 않더라도 재미삼아 한 번 해보는 것도 괜찮다.

한 부부가 나와 상담을 하면서 자신들만의 암호를 살짝 공개했다. 그들에게는 '항해'라는 말이 섹스를 의미했다. 남편은 섹스를 하고 싶을 때 가끔 이렇게 말한다는 것이었다.

"날씨도 화창한데 우리 배 타러 나가 보는 게 어때?"

아내 쪽에서 섹스 의사를 타진할 때는 이렇게 말한다.

"오늘은 날씨가 정말 좋군요. 우리……."

그럼 남편이 얼른 받아친다.

"배 타러 나가자고?"

둘은 함께 웃으며 멋진 시간을 가질 마음의 준비를 하게 된다. 만일 당신이 '항해'라는 단어를 암호로 사용하고 있다면 긴 시간을 들이는 특별한 섹스는 이렇게 표현하면 될 것이다.

"우리 슬슬 순항을 하러 나가 볼까?"

남자가 섹스를 시작하려는데 여자 쪽에서는 별로 생각이 없으면 그땐 이렇게 말하는 게 어떨까?

"쾌속정을 타기로 하죠."

창조성을 발휘하라. 당신이 파트너와 함께 사용할 수 있는 재미있는 암호를 개발해 보라.

매스컴의 섹시한 여인들

남자가 파트너의 성적인 거부에 민감한 반응을 보이는 데에는 대중 매체의 영향이 실로 지대하다. 오늘날 남자들이 성적으로 거부당하는 것에 유난히 예민한 반응을 보이는 까닭은 "그래요, 난 당신을 원해요. 언제든지 당신을 맞을 준비가 되어 있답니다. 난 당신 거예요. 난 섹스를 좋아해요, 너무나. 이리 와서 나를 가져요"라고 몸으로 말하는 듯한 섹시한 여인들이 매일같이 매스컴 광고에 등장해 그들을 유혹하고 있기 때문이다.

매스컴의 유혹은 너무나도 강력한 반면에, 텔레비전이라는 환상의 세계 속에 빠져 있거나 혹은 현실 세계에서 공상에 잠겨 있을 때 그는 열정적인 섹스를 즐기지 못하고 무기력하게 지내는 사람은 자기밖에 없다는 생각을 하게 된다. 비록 그가 누군가를 사귀고 있다고 하더라도 파트너가 섹스를 할 마음이 없는 듯이 보이면 그는 뭔가 문제가 있다고 생각할는지 모른다. 남의 떡이 더 커 보이고 남의 마당에 난 잔디가 더 파랗게 보이는 법이다.

여자들은 사실 섹스를 좋아하지만 그들이 성욕을 느낄 수 있으려면 그에 선행되어야 할 필요조건이 있으며, 그 첫째가 파트너의 다감한 애정 표현이라는 것을 남자들은 이해하지 못한다. 남자는 상대방이 자기만큼 섹스를 원하지 않으면 뭐든 그녀가 시키는 대로 해야 할 것 같은 기분을 느낀다. 그녀가 섹스를 별로 원하지 않는다는 이유만으로 그는 불리한 입장에 서는 것이다.

그러나 실은 여자도 섹스를 좋아한다. 단지 남자가 느끼는 만큼의 성욕을 그녀가 느끼기 위해서는 사랑받고 있다는 느낌이 필요한 것뿐이다. 때로 그녀의 성욕을 불러일으키는 일은 퇴근길에 그녀에게 꽃을 사 오거나 설거지를 해주는 것만큼이나 간단한 일일 수 있다(남성들이여, 웃지 말라. 내 세미나에 참가했던 여성들은 이 대목만 나오면 항상 장내가 떠나갈 듯 박수를 보내곤 했으니까!).

여자들은 사실 섹스를 좋아한다. 그러나 그들이 성욕을 느낄 수 있으려면 그에 앞서 파트너의 다감한 애정 표현이 있어야 한다는 사실을 남자들은 이해하지 못한다.

현대 사회의 아이러니는 대중매체 속에는 도처에 섹스가 난무하는데 대체 어찌된 판인지 자기 남편은 섹스에 흥미가 없다고 불평하는 여자들이 점점 많아진다는 것이다. 남자가 대중매체를 통해서 섹스를 자주 대하면 대할수록 집에서는 아내의 성적인 거부에 더욱 예민해지고 그럴수록 아내는 점점 더 매력 없는 존재가 된다. 남자가 자기 아내에게 흥미를 잃는 까닭은 그녀의 젖가슴이 텔레비전이나 잡지에 나오는 여자들의 실리콘을 넣은 완벽한 젖가슴보다 형편없기 때문이 아니라 그녀로부터 숱하게 거부당함으로써 얻은 좌절감 때문이다.

남자들의 마음을 끄는 것은 매스컴에 등장하는 여인들의 육체가 아니라 섹스에 대해 언제나 완벽하게 열려 있노라는 그들의 은근한 암시라는 점을 여자들은 반드시 알아야 한다. 남자의 마음을 자기에게 붙들어 두려고 매스컴에 나오는 환상적인 여자들과 경쟁하거나 완벽한 몸매를 만들려고 애쓸 필요는 없다. 대신에 섹스에 관한 자신의 의사를 전할 때 당신이 긍정적이고 수용적인 태도를 갖고 있음을 보여주려고 노력해야 한다.

남자의 마음을 자기에게 붙들어 두려고 매스컴에 나오는 환상적인 여자들과 경쟁하거나 완벽한 몸매를 만들려고 애쓸 필요는 없다. 대신, 그에게 섹스에 관한 의사를 표시할 때 긍정적이고 수용적인 태도를 보이려고 노력해야 한다.

남자가 불리하다고 느끼는 이유

성욕에서 남자와 여자의 차이를 잘 모르면 남자는 자기가 불리한 입장에 있다는 느낌에 사로잡힌다. 그가 섹스를 원하는 만큼 여자도 그것을 원하게 하려면 그녀를 납득시켜야 한다고 생각하기 때문이다.

불리한 처지는 여자도 마찬가지라는 사실을 그는 깨닫지 못한다. 여자는 속마음을 열고 대화하면서 애정을 확인하기를 간절히 바라는데 남자는 그런 것에 관심이 없는 것처럼 보이기 때문이다. 대화와 친밀감에 대한 욕구가 상대로부터 묵살 당했을 때의 심정을 헤아린다면 여자는 성적인 거부에 대한 남자의 예민함을 쉽게 이해할 수 있을 것이다.

자기는 다정한 대화를 원하는데 상대방으로부터 번번이 거부를 당한다면 이는 가슴 아픈 경험일 것이다. 만일 여자가 남녀의 차이를 이해하지 못하고 속마음을 전하는 효과적인 방법을 모른다면 남자가 혼자만의 감정의 동굴로 들어가 버리는 것이 그녀에게는 상처를 줄 수 있다. 얼마쯤 세월이 흐르면 그녀는 마음을 열고 그와 모든 것을 함께 나누고 싶다는 욕구조차 잊어버린다.

> 대화와 친밀감에 대한 욕구가 상대방한테서 묵살 당했을 때의 심정을 헤아린다면 여자는 성적인 거부에 대한 남자의 예민함을 쉽게 이해할 수 있다.

여자가 남자를 동굴에서 나오게 하기 위해 새로운 방법을 적용해 볼 수 있는 것처럼 남자 역시 그녀가 섹스에 대해 마음을 열 수 있도록 새로운 기법들을 적용할 수 있다.

그녀가 남녀의 차이를 이해하면 무조건 나를 더욱 사랑해 달라거나 내 식대로 섹스를 하자고 그를 설득하는 대신에 그들에게 발전적인 방법을 제시함으로써 더욱 실제적인 도움을 받을 수가 있다. 상대방을 성공적으로 사랑함으로써 그로 하여금 자신이 원하는 사랑을 줄 수 있게끔 하는 것이다. 이러한 기술이 없다면 처음 만났을 때 서로에게 느꼈던 강렬한 육체적 이끌림은 결혼 3, 4년만 지나도 온데간데없이 사라지고 말 것이다.

다음 장에서는 왜 오늘날의 부부들에게 섹스가 뜸해지고 있는지 그 까닭을 살펴보기로 하겠다.

7. 부부관계가 뜸해지는 까닭은

오늘날의 부부들은

대중매체에서 제시하는 것보다 성관계를 훨씬 덜 갖는다. 물론 거리에는 섹스를 갈망하는 남녀들이 수두룩하지만 일단 그들이 결혼하고 몇 년이 지나면 다른 것들이 더 중요해지고 섹스는 소홀히 취급된다.

이렇게 섹스에 흥미를 잃게 되는 주된 원인은 관계 속에서 각자 원하는 것을 얻지 못하고 그로 인한 불만이 쌓이기 때문이다. 여자는 자신이 그와의 섹스를 원하지 않는 듯한 태도를 보일 때 그가 얼마나 예민해지는지 본능적으로는 알지 못한다. 남자 또한 여자가 마음을 열기 위해 얼마나 로맨스를 원하며 다정한 대화를 필요로 하는 지를 깨닫지 못한다.

남자가 상대방한테서 퇴짜를 맞았다는 느낌을 갖지 않게 하려면 섹스에 대해 자유롭고 편안한 분위기에서 긍정적인 대화를 할 수 있어야 한다. 여자가 그와의 섹스를 좋아한다는 암시를 거듭 줌으로써 그가 그 사실을 믿을 수 있게 된다면 그의 성적인 욕망은 늘 강렬하고 왕성하게 유지될 것이다.

> 여자가 그와의 섹스를 좋아한다는 암시를 거듭하여 그가 그 사실을 믿게끔 해준다면 그의 성적 욕망은 늘 강렬하고 왕성하게 유지될 수 있다.

상대방 남자가 섹스에 능숙하고 그녀에게 애정 어린 지지를 보낸다면 그녀의 성적 욕망은 늘 건강한 생기를 유지할 수 있다. 관계 속에서 마음을 터놓는 대화와 애정 어린 지지는 여자에게 가장 중요하다. 남자에게도 분명 바람직한 관계가 중요하지만 그에게는 성공적인 성생활이 바람직한 관계의 열쇠이다.

섹스의 시작, 그리고 대화

남자는 파트너가 섹스를 긍정적으로 받아들인다는 믿음이 있어야 솔선해서 섹스를 시작할 의욕을 유지할 수 있다. 번번이 퇴짜를 맞는다거나 섹스를 하기 위해서 상대방을 설득해야 한다면 그는 머잖아 섹스의 주도권을 포기하고 만다. 결국 그는 섹스에 흥미를 잃고 소극적인 태도를 보일 것이다.

남자의 열정이 사그라지지 않도록 하려면 섹스의 시작이 심리적 부담감 없이 이루어질 수 있어야 한다. 여자가 속마음을 여는 데는 상대방이 자기 감정을 묵살하지 않고 진지하게 귀 기울일 것이라는 믿음이 필요하듯 남자에게는 거부당할지도 모른다는 마음의 부담 없이 섹스를 시작할 수 있다는 믿음이 있어야 하는 것이다.

여자가 대화를 원하는데 남자는 그럴 기분이 아닐 때 그는 정중하게 자신의 상태를 말하는 것이 좋다. 그럴 때는 이렇게 말하면 된다.

"당신의 기분이 어떤지 듣고 싶지만 우선 혼자 있고 싶소. 얘기는 잠시 후에 하면 되겠지?"

그가 일단 파트너의 기분에 관심을 나타내고 나중에 대화를 하겠다는 성의를 보임으로써 그녀는 사랑받고 있다고 느끼게 된다.

마찬가지로 남자가 섹스를 원하는데 여자는 그럴 기분이 아닌 경우에도 일단 그녀가 그와의 섹스를 좋아한다는 사실을 조심스럽게 알려 준다면 남자도 사랑받고 있다는 느낌을 가질 수 있다. 그러므로 지금 당장은 섹스에 몰입할 상황이 아니지만 조금 후에는 행복한 기분으로 그의 품에 안길 것이라는 말을 그에게 할 필요가 있다.

이러한 인식이 뒷받침된다면 여자는 자연히 남자의 예민함에 좀 더 마음을 쓰게 되고 그가 부담감 없이 섹스를 시작할 수 있는 방안을 생각해 보게 될 것이다. 두 사람의 다정한 대화가 섹스에 대한 여자의 마음을 열듯 남자가 관계 속에서 보다 다감한 모습을 보여줄 수 있도록 돕는 것은 바로 멋진 섹스에 대한 기대감이다.

두 사람의 정감 어린 대화가 섹스에 대한 여자의 마음을 열듯 멋진 섹스에 대한 기대감은 남자가 그들의 관계에 더욱 애정을 가질 수 있게 한다.

여자가 더 섹스를 원할 때

남자가 퇴짜를 맞을까 봐 두려워 섹스의 주도권을 포기하면 그는 여자가 먼저 행동을 개시하기를 기다리게 된다. 만일 남자가 항상 파트너 쪽에서 섹스를 시작하기를 기다려야 한다면 그는 명확한 이유도 모르는 채 결국 서서히 성욕을 상실해 간다. 사태가 여기에 이르면 공은 상대편으로 넘어가고 그보다 오히려 여자 쪽에서 섹스를 더 자주 원하는 결과가 빚어진다. 그럴 경우 여자는 당황한다.

그녀는 섹스를 더욱더 원하고 갈망하기에 이른다. 그녀가 섹스를 원하면 원할수록 남자는 점점 더 성욕을 잃어 가는 것처럼 비친다. 그녀가 좀 더 많은 것을 원한다는 것은 그가 그녀의 욕망을 채워 주지 못하는 것으로 여겨진다. 생각이 여기까지 미치면 남자는 그나마 남아 있던 성욕까지 순식간에 잃어버리고 만다.

섹스는 아주 미묘한 균형이며 여자보다 남자가 더 성적 불균형으로 인한 마음의 상처를 받기가 쉽다. 만일 남자가 여자보다 더 많은 섹스를 원한다면 그는 인내심을 갖고 조심스러우면서도 끈질기게 성관계를 요구함으로써 점차 상대방을 자기편으로 끌어들일 것이고 그녀 역시 자연히 섹스를 원하게 될 것이다.

그러나 여자 쪽에서 끊임없이 성관계를 원하면서 성에 차지 않는 내색을 하면 남자는 정말로 정나미가 떨어지기 시작한다. 그는 상대방을 위해 억지로 섹스를 하고 거짓으로라도 반응을 보여야 할 것 같은 기분에 휩싸인다.

상대방의 기분에 맞추려고 억지로 섹스를 하고 성적인 반응을 보이는 것이 어떤 결과를 초래하는지 여자들은 이미 알고 있을 것이다. 그것은 그들 자신의 자연스러운 욕구와 성적인 감수성을 무디게 한다. 남자에게는 그 영향이 여자의 열 배는 된다.

남자는 여자처럼 성적 흥분을 가장하지 못한다. 만약 그의 남성이 발기되지 않은 상태라면 그는 흥분하지 않은 것이다. 여자는 흥분하지 않더라도 얼마든지 이를 숨기고 만사가 잘 되고 있는 양 연기를 할 수가 있다. 하지만 남자는 그렇지 않다.

이러한 민감성 때문에 남자는 심리적인 압박감을 더 크게 느낀다. 남자는 마음의 부담을 느끼는 순간 흥분이고 뭐고 싹 달아난다. 만일 그가 성적 흥분을 가장해야 한다거나 페니스가 발기되어야만 한다고 느끼면 일은 벌써 틀린 것이다. 내 말은 그의 아랫도리에는 아무 일도 일어나지 않을 거라는 뜻이다.

남자는 여자처럼 성적 흥분을 가장할 수 없기 때문에 심리적 압박감을 더 크게 느낀다.

남자가 섹스에 생각이 없을 땐 어떻게 할 것인가

사태가 이쯤에 이르면 거의 대부분의 커플들이 포기하고 만다. 남자가 당혹스러워하는 것을 감지하면 여자는 뒤로 물러선다. 그녀는 이럴 때 어떻게 해야 하는지 잘 모른다. 만약 그녀가 터놓고 얘기를 꺼내면 그는 비난받고 있다고 느낄 것이고 만약 그녀가 그에게 은근한 몸짓을 보내면 그저 피곤해하거나 왠지 섹스가 내키지 않는다고 느낄 것이다.

그러나 다행히도 이 문제를 해결할 방법이 있다. 여자가 섹스에 마음이 없을 때 남자는 그녀와 짧은 섹스를 함으로써 그 문제를 해결할 수 있듯이 남자가 섹스를 할 마음이 없을 때 적용해 볼 만한 방법이 있다.

결혼을 하고 어느 시기에 이르자 데이비드와 수는 섹스를 원하는 양상이 서로 뒤바뀌어 있음을 깨달았다. 수가 데이비드보다 훨씬 더 자주 성관계를 원하게 된 것이다. 그녀는 빈번히 섹스를 원했고 그럴 때마다 데이비드는 기꺼이 응했다. 몇 주 동안은 아무 문제가 없었고 모든 것이 좋았다. 그들은 일주일에 몇 차례씩 잠자리를 함께 했고 어떤 날은 하루에 두 번도 관계를 가졌다. 그러다가 결국 데이비드가 지치기 시작했다. 이것은 그에게 낯선 경험이었다. 여자가 자기보다 더 섹스를 원한다고 느끼기는 난생 처음이었다.

처음에 데이비드는 그녀의 요구를 어떻게 거절해야 할지 몰라서 원하지 않아도 성관계를 가졌다. 이것은 좋은 생각이 아니었다. 얼마 못 가서 그는 싫어도 좋은 척 연기를 해야 할 것 같은 압박감을 느끼기 시작했다. 이젠 섹스가 즐겁지가 않았다. 그것은 일종의 의무였다. 그러니 기분이 좋을 리가 없었다. 그런 찜찜한 기분이 싫어서 그는 다음엔 거절하리라고 마음먹었다.

그러나 어떻게 하면 그녀의 마음이 상하지 않도록 말할 수 있을 지 그는 알 수가 없었다. 어느 날 저녁 그가 퇴근해서 소파에 앉아 텔레비전 뉴스를 보고 있는데 아내가 그의 옆에 바싹 붙어 앉았다. 잠시 후 그녀는 남편의 허벅지를 부드럽게 어루만지기 시작했다.

그는 미안한 마음에 아내의 손을 잡고 말했다.

"오늘밤은 너무 피곤해. 텔레비전 뉴스나 보면서 쉬고 싶어."

그는 아내를 너무 무안하게 한 것은 아닌지 생각하다가 자기도 모르게 불쑥 이렇게 말해 버리고 말았다.

"이층에 올라가서 당신 먼저 시작하는 게 어때? 내 조금 있다가 갈 테니까."

데이비드는 다시 텔레비전 화면에 눈길을 주었고 방금 한 얘기는 어느새 까맣게 잊어 버렸다. 한 45분쯤 지났을까. 그가 피곤한 나머지 소파에 앉은 채로 막 잠이 들려는 순간 이층에서 그녀의 목소리가 들렸다.

"여보, 준비됐어요."

그건 기적이었다. 갑자기 허리 아래쪽부터 퍼뜩 잠에서 깨어났다. 그가 소리쳤다.

"금방 올라갈게!"

45분 동안 그의 손길을 상상하며 자기 몸을 어루만지고 있던 수는 흥분이 점점 고조되어 그가 침대로 들어왔을 땐 이미 오르가슴을 향해 치달을 준비가 되어 있었다. 그러니 삽입 후 약 2분 정도의 피스톤 운동으로 그녀에게 극치의 순간을 안겨 줄 수 있었던 것은 당연했다. 곧이어 데이비드도 절정의 쾌감을 맛보았다. 수는 자기가 원했던 것을 얻었으므로 행복했고 데이비드에게도 멋진 경험이 아닐 수 없었다. 싫은 내색을 하지 않으려고 연기할 필요도 없었고 그녀에게 절정의 기쁨까지 안겨 주었으니 어찌 보면 짧은 섹스보다 좋은 점이 더 많은 것 같았다.

자기 쾌감은 자기가 책임지기

데이비드가 섹스를 할 마음이 없다고 해서 그를 원망하는 대신에 수는 자기 욕망을 스스로 책임졌다. 이러한 책임감은 매우 건강한 것이다. 관계가 원만치 못할 때 자신의 불행을 배우자 탓으로만 떠넘겨서는 안 되지만 성적인 관계에서 배우자를 배신하지 않고 자신의 성적인 욕구를 만족시킨다는 것은 매우 어려운 일이다. 마스터베이션이 중요한 이유가 바로 거기에 있다.

수의 이러한 태도는 그녀가 원하지만 남편이 곁에 있어 줄 수 없을 때 무작정 그에게 매달리지 않게 해준다. 그녀는 원하는 것을 얻기 위해 현재 처한 상황을 최대한 활용하기로 했다. 먼저 침대에 들어 시간을 넉넉히 갖고 자신의 관능을 자극함으로써 서서히 성적 긴장감을 고조시켜 나간 그녀는 남편의 성기가 자신의 몸 속으로 들어 왔을 땐 이미 절정을 앞두고 있었다.

나중에 데이비드는 그것이 얼마나 즐거운 경험이었는지, 그리고 언제든지 그가 섹스에 마음이 없을 때 흥분하게 할 수 있는 그럴듯한 방법이라고 그녀에게 말해 주었다. 데이비드의 이 말은 그녀에게 보다 자유로운 성적 표현의 길을 열어 준 것이었고 언제든지 그녀가 원할 때는 섹스를 할 수 있음을 확인시켜 준 것이기도 했다.

남자가 피곤하거나 섹스를 시작할 기분이 아닐 때 그녀가 아무렇지도 않은 듯이 행동하면 그는 자기를 선뜻 이해해 주는 그녀에게 고마

위한다. 그러나 그렇지 않을 때는 싫어도 좋은 척 억지로 섹스를 해야할 것 같은 압박감을 느낄 수도 있다. 만일 여자는 오르가슴을 원하는데 남자가 섹스에 마음이 없다면 그가 솔솔 잠으로 빠져드는 동안 그녀는 간단히 마스터베이션을 할 수 있다.

약 20분쯤 지나 기분 좋게 흥분했을 때 그녀는 옆으로 돌아누워 성기를 그의 몸에 밀착시킨 후 부드러우면서도 조심스럽게 그에게 신호를 보낸다. 함빡 젖은 그녀의 여성이 자신을 지그시 압박해 오는 것을 느끼고 잠에서 깨어난 남자는 그때부터 행동에 돌입하면 된다. 이 방법은 두 사람 모두에게 충족감을 줄 수 있다. 그녀는 자기가 원하는 성적인 만족을 포기해야 할 것 같은 기분에 사로잡힐 필요가 없다. 혼자 있을 때보다 그가 옆에 있을 때 마스터베이션을 하는 편이 그녀에게 더좋은 이유가 바로 여기에 있다.

만일 남편이 출장이 잦은 편이라면 때로 그녀는 그가 집에 없을 때마스터베이션을 하고 싶어질지도 모른다. 그녀가 기다리기 힘들어 한다는 사실을 넌지시 전하는 것만으로도 그는 강렬한 성욕을 느낄 수 있다. 어쩌면 일정을 앞당겨 돌아 올 방법을 찾기 시작할지도 모른다. 나는 어느 한쪽이 마스터베이션을 할 때는 상대방에게 이를 알게 함으로써 최소한 동참할 기회를 줄 것을 강력하게 권한다.

나는 부부 중 어느 한쪽이 마스터베이션을 할 때는 상대방이 이를 알게 함으로써 최소한 동참할 기회를 줄 것을 강력하게 권한다.

꺼진 불씨 되살리기

부부 사이에 섹스가 없어지면 대부분 다시 시작하기가 어렵다. 성생활이 중지되는 원인은 질병, 불화, 과도한 스트레스 등 여러 가지가 있지만 한 번 리듬이 깨지면 예전으로 되돌아간다는 것이 쉽지 않다. 그러나 만일 당신이 고도의 기술을 발휘한다면 그리 어렵지 않게 예전의 리듬을 되찾을 수도 있다.

몇 달 동안 실직해 있던 짐은 다소 의기소침했다. 그와 13년을 함께 살아온 줄리는 그가 늘 방안에 혼자 틀어박혀 있는 것도 속상했지만 부부 사이에 섹스가 없어진 것도 불만이었다. 그러나 혼자 있고 싶어 하는 그의 심정을 이해하였기에 줄리는 내색하지 않고 속으로 꾹꾹 눌러 참았다. 마침내 짐은 새 일자리를 구했고 침울했던 그의 기분도 차츰 회복되기 시작했다. 모든 것이 좋아지고 있었다. 다만 그들 사이에 여전히 부부관계가 없다는 것말고는.

나는 그들이 성생활을 다시 시작할 수 있는 새로운 방법을 제시했다. 내가 권한 방법은 그녀가 섹스를 원할 때 남편에게 이렇게 말하라는 것이었다.

"오늘은 하루 종일 기분이 이상하고 왠지 들뜬 것 같았어요. 그런데 당신은 정말 피곤한가 보군요. 당신이 섹스에 마음이 없어도 난 괜찮아요. 하지만 당신을 생각하면서 마스터베이션을 할까 생각했어요. 내가 오르가슴에 점점 가까워질 때 당신이 원한다면 언제고 끼여 들어도 좋아요. 내키지 않는다면 그냥 있어도 좋고요."

다음날 줄리는 내 전화 자동응답기에 기쁜 소식을 담아 놓았다. 고맙다는 말을 몇 번이나 하더니 그녀는 새로운 방법이 마치 마술처럼 신기하게 통하더라고 말했다. 고마워하기는 짐도 마찬가지였다. 맨 처음 다시 시작하기가 어렵지 일단 성공하고 나면 남자는 쉽사리 자신감을 되찾을 수 있다. 섹스가 쉬워지면 쉬워질수록 당신은 더 자주 섹스를 원하게 될 테니까.

우회적인 접근

성에 흥미를 잃은 남자가 기어를 변속해 다시금 활기를 되찾을 수 있도록 도와주는 또 하나의 비결은 여자가 우회적이면서도 분명한 접근을 시도하는 것이다. 남자에게 섹스를 원하느냐고 물었다가 일단 그의 입에서 싫다는 말이 떨어지면 그가 마음을 바꾸기가 더 어려워진다. 앞서 말했듯이 여자는 그와 정반대이다. 여자에게 거절할 기회를 주고 그 이유를 말할 수 있는 기회를 주면 그녀는 그때부터 마음이 흔들려 갑자기 섹스를 원하게 될 수도 있다.

남자가 한번 섹스에 생각이 없다고 말했다면 그 말은 돌에 새긴 것만큼이나 요지부동이다. 만일 여자가 계속해서 그를 집적거린다면 그는 그녀가 자기를 멋대로 조종하려 한다고 생각하거나 억지로 응해야 할 것 같은 기분에 사로잡힌다.

그러나 남자는 사뭇 다르다. 그가 일단 섹스에 생각이 없노라고 말했다면 그것은 돌에 새긴 것만큼이나 요지부동이다. 여자가 마음을 돌려 포기하지 않고 자꾸만 그를 집적거린다면 그는 그녀가 자기를 조종하려 한다고 생각하거나 억지로 응해야 할 것 같은 기분에 사로잡힌다.

그러나 여자가 우회적으로 접근한다면 남자는 섹스에 대한 저항감을 가라앉히고 생각을 바꿀 말미를 얻을 수 있다. 이를 위해서 여자는 다양한 성적 신호를 개발해야 한다. 그가 비록 섹스에 마음이 없더라도 그는 그녀의 이런 신호들을 고마워할 것이다. 왜냐하면 그런 신호들은 그가 한결 쉽게 섹스를 시작할 수 있도록 만들어 주기 때문이다.

물론 이런 특별한 암시는 지극히 개인적인 것이어서 사람마다 다를 수 있지만 여기서는 특히 여자가 침실에서 입는 옷을 통해 상대방에게 줄 수 있는 성적인 암시를 몇 가지 제시하겠다. 각각의 예에 대한 내 해석은 대부분 사실과 틀리지 않겠지만, 여자들은 저마다 독특하고 특별한 분위기를 지니고 있음을 잊어서는 안 된다.

검은 레이스 또는 검은 색 가터

검은 레이스로 꾸민 옷이나 검은 색 양말 대님은 그녀가 지금 섹스를 원한다는 확실한 사인이다. 속이 훤히 비치는 검은 색 나이트 가운은 그녀가 지금 자신의 욕망을 의식하고 있음을 보여준다. 그녀가 바라는 것은 뜨겁고 정열적이고 격렬한 섹스이며 그녀는 그저 섹스를 원하는 정도가 아니라 갈망하고 있다.

부드러운 흰색 공단

그녀가 부드러운 흰색 공단 옷을 입고 있으면 민감하고 감미롭고 애정 어린 섹스를 원한다는 신호이다. 그녀는 마치 순결한 처녀로 되돌아간 듯한 느낌으로 느리고 세심하고 애정 어린 손길을 기대한다.

핑크빛 실크 또는 핑크빛 레이스

핑크빛 실크나 레이스로 된 옷을 입고 있을 때는 로맨틱한 사랑을 표현하는 섹스에 당장 응할 태세라는 신호이며 경우에 따라서는 격렬한 섹스까지 각오하고 있는 것으로 보아도 좋다. 그녀는 그의 힘을 느끼고 싶어 하며 그의 사랑에 몸을 내맡기고 싶어 한다. 그가 열렬한 갈망과 지극한 헌신으로 자신의 욕망에 불을 댕기기를 기대하는 은밀한 열정이 그녀의 내부에 자리하고 있는 것이다.

감각적인 향수와 이국적인 향취

그녀가 향수를 뿌렸을 때는 그의 관능적인 숨결을 느끼고 싶다는 암시가 담겨 있을 수 있다. 여자의 섹시한 체취는 남자들에게 강력한 최음제 역할을 한다. 그는 성급해지지 않도록 조심스럽게 격정을 조절할 필요가 있으며 가 단계마다 시간을 충분히 두고 앞으로 나아가야 한다. 때로는 잠시 한숨을 돌리거나 조금 전의 행위를 반복하면서 천천히 그녀의 쾌감을 고조시켜 나가야 한다.

검은 색 브래지어와 검은 색 팬티

그녀가 검은 색 브래지어와 팬티를 입고 있을 때는 평소보다 더 고혹적이고 관능적인 매력으로 그를 자극하려는 의도가 깔려 있다고 볼 수 있다. 처음에는 다소 강한 느낌으로 시작하지만 속으로는 그와 함께 춤추기를 원하며 결국에는 그가 자신의 열정을 잘 조절해 서로 최고의 극치감을 맛볼 수 있기를 기대한다.

짧고 헐렁한 나이트 가운에 노팬티

그녀가 여성스러운 면 티셔츠와 그에 어울리는 팬티를 입었거나, 짧고 헐렁한 나이트 가운에 팬티를 입지 않았으면 오늘밤은 긴 전희가 필요 없다는 뜻이거나 꼭 그렇진 않지만 오르가슴을 원하지 않는다는 뜻일 수도 있다. 어쩌면 그녀는 섹스 때 그가 몸 속 깊은 곳으로 들어올 때의 느낌만을 원할지도 모르며 그가 오르가슴을 느끼는 것으로 행복감과 만족감을 느낄 수도 있다.

아무것도 걸치지 않고 잠자리에 들기

그녀가 발가벗은 몸으로 침대에 들어온다는 것은 섹스 때 어떤 종류의 행위도 기꺼이 받아들일 태세가 되어 있음을 보여준다. 그녀는 새로운 성적 발견의 가능성을 활짝 열어 둔 것이다.

귀걸이와 장신구

귀걸이를 비롯한 보석류를 걸치고 침대에 드는 그녀는 스스로의 아름다움을 즐기고 있으며 그가 키스 세례를 퍼부으며 자기를 숭배해 주기를 바란다. 이럴 때는 그녀가 얼마나 아름다운지를 아무리 여러 번 속삭여도 지나치지 않다.

낡은 면 잠옷

그녀가 낡은 면 잠옷을 입고 있으면 섹스에 생각이 없다는 뜻이다. 이럴 때는 섹스와 관계없는 다정한 포옹이 제격이다. 그는 그녀의 곁에 더욱 가까이 누워 성적으로 흥분하는 일 없이 애정을 보여주는 게 좋다.

벗기기 위한 옷 입기

여자는 침실에서 옷으로 자신의 느낌과 심리 상태를 표현함으로써 남자가 성적으로 환영받고 있다는 느낌을 갖게 해준다. 앞에서 열거한 암시들이 모든 여자들에게 한결같이 적용되지는 않더라도 남자들에게는 중요한 참고사항이 될 것이다. 그리고 이러한 예를 통해 여자들 역시 섹스를 위한 옷입기의 중요성을 새롭게 인식할 수 있다. 그것은 상대방에게 즐거움을 주는 것 못지않게 그녀에게도 편안함과 즐거움을 제공할 수 있어야 한다.

나는 아내가 침대에 들어올 때의 옷차림으로 보내는 성적인 신호를 좀 더 예민하게 의식하게 된 계기가 있었다. 함께 누워 다정한 시간을 보내던 그녀가 옷을 갈아입어야겠다며 몸을 일으켰다. 옷장으로 걸어가는 그녀를 보며 내가 말했다.

"옷은 뭐 하러 갈아입어? 내가 금방 벗길 건데."

아내는 웃음 띤 얼굴로 대답했다.

"그래요. 하지만 당신 손이 벗길 옷을 제대로 선택하고 싶거든요. 오늘 내 기분을 잘 나타내는 옷을 입으려는 거라고요."

그때부터 나는 그녀가 무엇을 입고 있는지, 그 옷으로 표현된 그녀의 느낌과 성적 바람이 어떤 것인지에 더욱 관심을 갖게 되었다.

몇 가지 성적 신호

여자가 섹스에 대한 기분을 남자에게 전하는 데는 여러가지 우회적인 방법이 있다. 섹스하고픈 마음이 있음을 남편에게 넌지시, 그러나 분명히 알리는 방법을 몇 가지 소개한다.

이들 신호 중에는 당신에게 맞는 것도 있고 그렇지 않은 것도 있을 것이다. 가게에서 물건을 고르듯 마음에 드는 것을 선택하면 된다. 그리고 여기에서 아이디어를 얻어 당신만의 독특한 신호를 개발할 수도 있다.

느긋한 목욕

메리는 섹스에 마음이 있음을 남편 빌에게 알리고 싶을 때는 시간을 길게 잡는 통목욕을 즐긴다. 그녀는 CD플레이어를 욕실 안으로 가지고 들어가 그때의 기분에 맞는 음악을 틀어 놓는다. 부드럽고 달콤한 음악은 부드럽고 달콤한 섹스를 의미한다. 하드록은 격렬한 섹스를 뜻하며, 비트가 강한 음악은 그녀가 강한 성욕을 느끼고 있으며 길고 긴 섹스를 원한다는 뜻이 담겨 있다.

촛불 밝히기

수잔은 침대 옆에 촛불을 밝혀 두어 남편에게 자기의 뜻을 전한다. 레이첼은 섹스에 마음이 있을 때는 저녁식사 때 식탁에 촛불을 준비한다.

초콜릿

샤론이 극장에서 팀에게 초콜릿 바를 사 달라고 하면 그는 '오늘밤이군' 하고 감을 잡는다. 그의 아내는 격렬한 오르가슴을 원할 때면 초콜릿 바를 꼭 먹고 싶어 한다.

불 피우기

섹스를 원할 때 캐럴은 손수 침실 벽난로에 불을 피우거나 남편에게 부탁한다. 그가 불을 피우는 모습을 곁에 앉아 바라보면서 그녀는 자기 요청에 시간을 내어 준 그에게 감사의 표시를 한다.

잠들지 않고 깨어 있기

그랜트가 출장을 갔다가 밤늦게 집으로 돌아오면 테레사는 이미 잠들어 있을 때가 많다. 그러나 이따금 그녀가 자지 않고 책을 읽고 있을 경우가 있는데 그가 침실로 들어올 때 책을 덮어서 내려놓으면 그것은 그녀가 섹스에 마음이 있다는 신호라는 것을 그는 잘 알고 있다.

피스타치오 너트

톰은 조이스와 대화를 나누다가 어떤 말 끝에 자기한테는 신선한 피스타치오가 최음제 역할을 하더라고 말한 적이 있다. 그 이후로 조이스는 시장에서 신선한 피스타치오를 사 오는 것으로 자기 마음을 남편에게 슬쩍 내비치곤 했다. 어떤 날은 그녀가 아침 일찍부터 식탁에 피스타치오를 내놓기도 했다. 그런 날 톰은 아내와 갖게 될 멋진 시간을 생각하며 벌써부터 마음이 들뜨고 흥분되었다.

특별한 와인

마가렛은 남편과 자기가 특별히 좋아하는 와인을 꺼낸다. 어떤 때는 남편에게 퇴근길에 그 와인을 사 오라고 부탁한다.

바싹 다가붙기

산책하면서 시릴이 남편의 허리에 팔을 둘러 끌어안으면 그는 아내의 행동이 분명한 신호라고 느낀다.

세 번의 입맞춤

매기가 퇴근해서 돌아온 남편을 키스로 맞이할 때 잇따라 세 번 하면 그것은 그녀가 오늘 남편과의 잠자리를 원한다는 신호이다. 현관에서 세 번의 키스를 받으면서 그는 벌써 흥분으로 가슴이 설렌다.

발 마사지

이블린은 섹스를 하고 싶으면 남편 레슬리에게 발 마사지를 해달라고 부탁한다. 레슬리도 그런 마음이 들 때는 상대방에게 발마사지를 해주겠다고 제의한다. 두 가지 모두 효과가 있다.

깃발 올리기

내가 가장 좋아하는 성적 신호는 몽고의 가족 이야기를 다룬 영화에서 본 것이다. 그 아내는 섹스에 마음이 있으면 집 앞에 깃발을 내건다. 집에 돌아온 남편은 그 깃발을 보고 아내의 마음을 알아차린다. 그가 곧장 달려가 깃발을 아래로 끌어내린 다음 올가미를 가지고 오는 동안 그의 아내는 말을 타고 쏜살같이 달려 나간다. 그러면 남편이 자기 말에 박차를 가해 그녀의 뒤를 쫓아가며 올가미 밧줄로 그녀를 잡아채서는 말에서 떨어뜨린 다음 그녀와 한몸이 되어 뒹군다. 그들의 행동은 자연스럽게 섹스로 이어진다.

이 조촐한 의식은 열정적인 섹스를 위한 장치임에 틀림없다. 간접적이지만 명백한 아내의 성적 신호를 보고 남편이 맹렬히 그녀를 뒤쫓아가 사로잡는 것이다. 아내는 자기가 성적인 추구의 대상이 되고 있음을 느끼면서 격렬한 엑스터시에 기꺼이 자신을 내맡긴다.

옷 벗는 곳도 명백한 성적 신호

심지어는 여자가 잠자리에 들기 전에 옷을 벗는 곳이 어디냐 하는 것도 아주 명백한 성적 신호가 될 수 있다. 만일 그녀가 조신하게 옷장 앞에 서서 잠옷으로 갈아입는다면 섹스에 마음이 없는 것으로 보아도 과히 틀리지 않는다. 그러나 만일 잠옷을 침대에 놓고 그가 볼 수 있도록 침대 옆에서 옷을 갈아입는다면 그건 분명히 마음이 있다는 신호이다.

남자가 보는 앞에서 옷을 갈아입음으로써 여자가 속마음을 내비칠 때 그녀가 바라던 반응이 올 수도 있지만 그렇지 않을 수도 있다. 설령 상대가 처음에는 섹스에 뜻이 없었다고 해도 이 신호 덕분에 그때부터 흥분하게 될 수도 있다.

만일 그가 피곤하다면 "난 지금 생각 없어"(대부분의 남자들은 이렇게 말하기를 매우 거북해한다)라고 말하는 것보다는 베개에 얼굴을 파묻고 한숨을 포옥 내쉬며 이렇게 말하는 것이 좋다.

"아아, 뭐니뭐니해도 포근한 잠자리에 눕는 게 제일이야. 피곤이 절로 풀리는 기분이거든."

이것은 섹스를 할 기분이 아니라는 확실한 신호이다. 그녀는 노골적으로 거부당하는 수모를 겪지 않아도 되고 그는 굳이 섹스를 원하지 않는다는 말을 할 필요가 없는 것이다.

어떤 질문이 남자의 기분을 상하게 하는가

왜 섹스에 마음이 없느냐고 꼬치꼬치 캐묻는 것은 남자의 성적 흥미를 일순간에 싹 사라지게 할 뿐 아니라 그 이후의 성욕에도 좋지 않은 영향을 끼친다. 당신의 은근한 몸짓에 대해 그가 기대했던 반응을 보이지 않더라도 아래와 같은 질문들은 하지 않는 것이 좋다.

- 무슨 문제가 있어요?
- 이제는 나하고 잠자리를 같이하기 싫어요?
- 전에는 이런 일 없었어요.
- 내가 너무 뚱뚱해진 것 같아요?
- 당신이 보기에 내가 아직 매력이 있나요?
- 내게 아무 흥미도 못 느끼나 봐요?
- 아직 나를 사랑하긴 하는 거예요?
- 어쩌면 우리, 얘기를 좀 해야 할 것 같아요.
- 우리, 상담을 좀 받아 봐야 하는 것 아니에요?

- 이제 아예 섹스고 뭐고 안 할 거예요?
- 당신은 오늘밤 다른 여자들을 생각하고 있군요. 이제 나랑 함께 있기가 싫어졌나요?
- 혹시 마음에 두고 있는 사람 있어요?
- 내가 뭐 잘못한 거라도 있어요?
- 왜 섹스가 시큰둥해졌어요?
- 무슨 일이에요, 뭐가 잘못됐나요?

물론 이런 질문을 하기에 적당한 때가 있을 수 있다. 그러나 피곤하다며 고개를 돌리는 그의 앞에 옷을 벗고 서서 이런 질문들을 하는 것은 분명 권할 만한 행동이 아니다. 오히려 그녀는 그가 어느 때보다도 민감해져 있는 이런 순간에 아무 일도 아니라는 듯이 천연스럽게 그를 대해야 한다. 지금은 그녀가 그에게 따지고 들 상황이 아닌 것이다.

여자는 노골적으로 요구하지 않고도 자연스럽고 우회적인 방법으로 얼마든지 자기 마음을 그에게 전할 수 있다. 만일 지금 그가 섹스에 마음이 있다면 얼마든지 받아들일 용의가 있음을 넌지시 시사 하는 것으로 충분하다.

만일 그가 섹스에 뜻이 없다면 그녀는 오늘만 날이 아니라고 마음을 돌리고 그냥 잠자리에 드는 게 좋다. 하지만 오늘밤 그녀의 몸이 정녕 섹스를 원한다면 그녀는 마스터베이션으로 원하는 것을 얻으면 된다. 남자가 여자에게 때로 마스터베이션이 필요하다는 사실을 이해하고 지지하는 것이 무엇보다도 중요하다. 여자는 섹스를 몹시 원하는데 남자가 도저히 그럴 기분이 아닐 때 그녀는 오르가슴을 얻을 수 없다는 박탈감을 느끼지 않는 길은 그것밖엔 없다.

이러한 상호 이해는 마술처럼 놀라운 효과를 발휘한다. 그녀의 마스터베이션이 진행되는 동안 언제라도 마음이 내키면 끼여 들 수 있고 그러지 않아도 상관없음을 아는 그는 상대방이 거의 오르가슴에 가까워지기를 기다렸다가 그때부터 행동을 개시할 수도 있다. 이 방법이 효과를 발휘하는 까닭은 그가 압박감을 전혀 느끼지 않기 때문이다.

이러한 말을 듣고 나면 남자는 오르가슴에 이르기 직전에 자기를 깨워도 좋다고 그녀에게 가능성을 열어 주어야겠다는 생각을 할지도 모른다.

남자는 언제 섹스의 주도권을 상실하는가

부부가 성관계를 갖지 않게 되는 가장 큰 이유는 남자가 성생활의 주도권을 포기하거나, 여자가 너무 자주 성관계를 요구하고 먼저 행위에 돌입하기 때문이다. 성행위의 주도권이 완전히 여자에게로 넘어가면 그녀는 성적 좌절감과 욕구불만을 느끼게 되며 어느 정도 그런 상태가 지속되면 남자는 그녀와의 섹스에 흥미를 잃을 것이다.

여자가 남자보다 훨씬 더 적극성을 띠고 쫓는 입장이 될수록 남자는 점점 더 소극적이고 수동적인 태도를 갖는다는 것을 여자들은 대체로 이해하지 못한다. 그에게 넌지시 암시를 주는 정도의 적극성은 괜찮지만 성행위의 주도권이 몽땅 그녀에게 넘어간다면 그는 자기도 모르게 섹스에 대한 흥미가 사라져 버리게 될 것이다.

부부간에 섹스를 시작하는 일을 여자가 전적으로 책임지게 되면 남자는 서서히 섹스에 의욕과 열의를 잃어 간다. 여자가 남성적인 면으로 치우치면 남자는 반대로 여성적인 면으로 기우는 것이다. 이러한 역전 현상은 결혼생활의 열정을 서서히 시들어 가게 하는 원인이 된다.

남자들은 예전에 아내에게 느꼈던 열정이 사라진 까닭은 모른 채 단순히 그녀에게 매력이 없어졌다고 생각할 수 있다. 여자가 앞서 내가 소개한 우회적인 방법으로 자기 마음을 전하고 분위기를 유도하는 것은 여자에게 성적 욕망을 느끼고 이를 적극적으로 추구하는 자신의 남성적인 면을 발견할 수 있도록 그를 돕는 것이다.

> 여자가 우회적인 방법으로 분위기를 이끄는 것은 남자가 여자에게 성적 욕망을 느끼고 이를 적극적으로 추구하는 자신의 남성적인 면을 발견할 수 있게 도와준다.

여자 쪽의 지나치게 독단적이고 적극적인 공세가 결국에는 자신의 성적 욕망을 싹 쓸어버릴 수 있다는 사실을 남자들은 깨닫지 못한다. 어떤 남자들은 아주 적극적인 여자를 좋아하는데, 얼마 못 가서 그녀에게 더 이상 매력을 느끼지 못하거나 갑자기 다른 여자에게 눈을 돌리게 되는 이유를 자신들도 알지 못한다. 처음에는 성적인 주장이 강하고 적극적인 여자가 멋지게 보일는지 모른다. 그런 여자에게는 거부당할 염려가 없기 때문이다. 그러나 시간이 흐르면 열정이 사그라진다.

여자들은 언제나 자기 쪽에서 먼저 설치는 것은 싫다고 호소한다. 내가 그들에게 해주고 싶은 말은 먼저 나서서 적극적으로 남자를 이끌어 갈 것이 아니라 그에게 자기 곁으로 와도 좋다는 암시를 주는 데 초점을 맞추라는 것이다.

이따금 여자 쪽에서 먼저 적극적으로 섹스를 시작하는 것은 아무
런 문제가 되지 않는다. 문제는 그런 상황이 매번 되풀이되는 데 있다.
여자가 남자보다 먼저 섹스를 시작하는 횟수가 더 많아지기 시작하면
남자는 차츰 소극적인 태도로 나오게 되고 결국 섹스에 흥미를 잃어버
리고 만다.

여자가 섹스에 흥미를 느끼지 못할 때

남자는 아내가 자기만큼 섹스를 중요시하지 않는 것 같다고 느끼면서
욕구 불만을 갖는다. 여자가 그 못지않게 섹스를 좋아한다는 일관된 암
시를 보이지 않으면 남자는 그녀에게 매력을 느끼지 못하는 수가 있다.
그러다 갑자기 그가 잘 알지도 못하는 여자, 그래서 아직 한 번도 그를
거부하지 않은 여자에게 관심을 갖는다.

자고로 남자들은 여자보다 혼외정사에 훨씬 더 적극적이다. 부부
간에 대화와 사랑의 기술이 없다면 그들은 성적인 흥미를 대부분 잃어
버린다. 여자는 공상을 통해 만족을 얻으려 하는 반면 남자들은 바람을
피움으로써 좌절감을 해소하려 한다.

과거에는 가족을 돌보고 가사를 꾸려 나가는 일에 매달려 여자들

이 성적인 부분을 접어 두거나 완전히 잊고 살기도 했다. 가족이 살아가는 일이 그녀에겐 성적 욕망을 추구하는 것보다 훨씬 시급하고 중요했다. 성적 욕구의 충족은 여자에게는 너무 사치스러운 바람이었다. 남자들은 적당히 다른 데서 욕구를 해소함으로써 섹스에 그다지 관심을 갖지 않는 아내와 그럭저럭 잘 지낼 수 있었다.

불행히도 남자가 자신의 성적 에너지를 다른 여자에게로 돌리면 그의 아내는 정서적인 지지를 얻지 못함으로써 남편에게 성욕을 느끼기가 더 어려워진다. 그 결과 가정이라는 틀만 남고 사랑은 온데간데없이 사라진다.

> 남자들이 바람을 피워 위안을 얻으려는 것은 자신에게 배우자의 욕망을 되살릴 힘이 있음을 깨닫지 못하기 때문이다.

남자가 쉽사리 바람을 피우는 것은 배우자의 성적 욕망을 다시 깨어나게 할 힘이 자신에게 있다는 사실을 인식하지 못하기 때문이다. 그들은 지금 우리가 적용해 볼 수 있는 방법들을 알지 못한다. 이성을 깊이 이해한다면 우리는 이미 꺼져 버린 열정도 되살릴 수 있다.

다음 장에서는 관계 속의 열정을 되살리는 방법을 자세히 알아보기로 하겠다.

8. 다시 타오르는 열정

낮에 떨어져 있을 때는

서로에게 성적인 욕망을 느끼는 부부가 막상 집에서 얼굴을 마주 대하면 그 느낌을 잃어버리고 만다는 얘기를 흔히 듣는다. 예를 들어 남편은 직장에서 아내를 생각하면 자기도 모르게 흥분하는데 막상 집에 가면 욕구가 사라지는 경우가 있다. 아내 역시 좀 더 낭만적인 분위기를 머릿속으로 그려 보지만 집에 돌아오면 그런 감정이 흐지부지된다.

여기에는 여러 가지 원인이 있을 수 있다. 단순히 가사를 돌보고 아이들을 보살피는 일상의 부담에 가려 로맨틱한 기분이 빛을 잃는 것일 수도 있다. 늘 똑같은 상황의 반복은 열정을 감소시킬 수 있는 것이다.

또 언짢은 대화나 말다툼 끝에 서로 풀리지 않은 감정의 찌꺼기가 남아 있는 경우도 있다. 말다툼을 초래한 사건은 그럭저럭 해결됐는데 그 해결 과정이 바람직하지 못해 서로에게 앙금을 남긴 것이다. 이러한 감정의 불일치는 떨어져 있을 때는 잊어버릴 만큼 사소한 것이지만 일단 집에 돌아오면 슬며시 되살아나 갑자기 상대가 미워질 수도 있다.

관계 속에서 열정의 불꽃을 되살려 내어 섹스 중에 나누는 두 사람의 사랑은 작은 녹을 씻어 내고 거친 모서리를 부드럽게 둥글릴 수 있게 한다.

섹스를 즐기려면 우선 두 사람의 관계가 원만해야 한다는 것이 정설이지만 가끔은 멋진 섹스를 가짐으로써 그들의 관계가 놀라울 만큼 좋아질 수 있다.

섹스를 즐기려면 먼저 두 사람 사이가 원만해야 한다는 것이 경험론적인 진리지만 가끔은 멋진 섹스를 가짐으로써 그들의 관계가 놀랍도록 좋아질 수 있다. 섹스에 대한 여자의 솔직하고 관대한 태도는 남자의 애정을 활짝 열어 놓을 수 있다. 간혹 섹스에 마음이 내키지 않는 때라도 그와 섹스를 하고 자신을 향한 그의 애정을 느낌으로써 그녀의 느낌이 다시 살아날 수도 있다.

어쩌면 그들이 규칙적으로 부부관계를 갖는 것이 습관이 되지 않은 탓일지도 모른다. 집 밖에서는 얼마든지 성욕을 느끼는데 집에만 들어서면 섹스와는 담을 쌓고 무덤덤하게 지내는 사람들도 있다. 섹스를 너무 오랫동안 시렁에 올려놓으면 좀처럼 다시 꺼내기가 어렵다. 그러나 열정이 완전히 죽어 버렸을 때라도 몇 가지 방법론을 터득하면 열정을 되살릴 수 있다.

낭만적인 사랑의 도피

열정에 다시금 불을 지피는 가장 간단하고 효과적인 방법은 집을 벗어나 낭만적인 여행을 떠나는 것이다. 호텔에서 밤을 보내라. 눈에 보이는 풍경의 변화를 만끽하라. 일상적이고 너무나 친숙한 것들로부터 탈출하라. 잠시만이라도 집안일이며 잡다한 책무를 훨훨 벗어 버려라. 경치는 아름다우면 아름다울수록 좋다.

특히 여자들의 경우 환경을 자주 바꿔 줄 필요가 있다.

적어도 한 달에 한 번은 그러한 사랑의 도피를 모의하라. 휴양지나 가까운 도시를 찾는 것이 무리라면 시내의 호텔이라도 괜찮다. 가끔은 그저 잠자리를 바꾸어 보는 것만으로도 바라던 성과를 거둘 수 있다.

특히 여자들은 주위 환경을 이따금 바꿀 필요가 있다. 이러한 변화는 그들을 가족과 가정에 대한 책무로부터 해방시킨다. 주위 환경이 아름다우면 그녀 내면에 잠자고 있던 미의식이 깨어난다.

사랑 여행 떠나기

남자들은 여자가 섹스를 원한다는 확실한 신호를 보낼 때까지 사랑의 도피 따위는 생각해 보지도 않고 무작정 기다리는 것이 보통이다. 이것은 큰 실수이다. 일상의 굴레에서 일단 벗어나면 그녀도 마음이 생긴다. 그녀가 성적 욕망을 느끼고 말을 꺼낼 때를 언제까지나 기다리기만

하다가는 결국 돌이킬 수 없는 지경으로 일이 악화되고 말 것이다.

만일 아주 오랫동안 그런 기회를 갖지 못하고 욕정이나 로맨스와 동떨어진 생활을 반복하다 보면 그녀는 점점 더 성에 무관심해지고 급기야는 중성처럼 될 수도 있다. 열정에 다시금 불을 붙여 사랑받는 여자, 아름다운 여자로서의 느낌을 회복하려면 매일매일 똑같은 무게로 그녀를 짓누르는 기계적인 일상에서 벗어날 필요가 있다. 그런 탈출을 계획하는 것만으로도 그녀의 로맨틱한 감정이 되살아나기 시작할는지 모른다.

여자가 낭만적인 느낌을 갖는 데는 이따금 대화도 중요한 역할을 한다는 것을 남자들은 잊지 말아야 한다. 여행지까지 꽤 먼 거리인데도 그녀는 그동안 내내 얘기를 하고 싶어할 수도 있다. 긴장을 풀고 훌훌 털어 버리기 위해 여자들은 특히 대화를 필요로 한다.

그녀는 대화가 있는 오랜 드라이브로 그간 쌓였던 긴장을 풀어 버린 다음 새로운 기분으로 여행지에 도착해서 당신과 함께 새로운 침실로 들어가고 싶은 것이다. 그녀는 집에서는 한 번도 느껴 보지 못한 새로운 정서가 마음에서 소록소록 피어오르는 것을 경험할 것이다. 어쩌면 당장에 섹스를 원할 수도 있고 때로는 산책이나 외식을 즐기고 싶어할 수도 있다. 그러나 일단 그녀가 상대방의 애틋한 관심과 정서적인 지지를 받고 있다는 느낌을 되찾고 나면 그녀는 남을 보살펴야 한다는 중압감에서 자유로워질 수가 있다. 이렇게 해서 속에 잠자고 있던 열정이 다시 깨어나는 것이다.

여자가 마음의 긴장을 풀 수 있게 도와주는 또 한 가지 방법은 만일 그녀가 좋아한다면 함께 쇼핑하는 것이다. 이것은 남자들에게는 피곤하고 짜증나는 일일 테지만 요즘 웬만한 여성용품 매장에는 아내가 옷을 입어 보는 동안 기다리는 남성들을 위해 의자가 마련되어 있다. 둘이서 백화점 안을 샅샅이 탐험하고 아내가 어떤 것을 좋아하며 무엇을 원하는지 가만히 지켜보는 것만으로도 그녀는 다른 사람에 대한 배려와 염려에서 잠시 벗어나 자신만의 욕구를 느낀다. 그러면 비록 아무것도 사지 않았더라도 그녀는 행복해질 수 있다.

자기가 원하는 것을 생각해 보는 과정을 통해 그들은 이내 좋은 효과를 얻는다. 이는 그녀가 무엇을 좋아하고 바라는지 스스로 깨닫게 해주고 격렬한 성적 욕망과 열정을 끄집어낼 수 있도록 도와준다. 낭만적인 여행에 간단한 쇼핑까지 곁들인다면 금상첨화가 따로 없을 것이다.

여자가 자유로운 기분으로 마음껏 즐기고 모든 것을 가슴으로 느낄 수 있게 되면 아마 남자도 쉽사리 성적 흥분에 휩싸이게 될 것이다. 그녀가 새로운 환경을 즐거워하고 행복해하면 그는 자신의 공로가 인정받았음을 느낀다. 이러한 성취감은 남자의 흥분을 일깨운다.

그들이 안고 있던 문제들을 이런 식으로 떨쳐 버림으로써 그들은 서로에게 마음껏 탐닉할 수 있다.

일상에서 벗어나 사랑여행을 떠나는 것이 낭만적인 기분을 북돋는 데는 최고지만, 너무 바쁘고 이것저것 신경 쓸 일이 많아 훌쩍 떠난다는 것이 그리 쉽지만은 않을 것이다. 하지만 일상으로부터의 탈출을 계획해 놓았다면 여자는 성적 욕망의 끈을 좀 더 오래 붙잡고 있을 수 있다. 머지않아 충족될 수 있으리라는 확실한 기대가 있기 때문이다.

섹스 편지 쓰기

성감을 되살리는 또 하나의 비결은 배우자에게 섹스 편지를 쓰는 것이다. 만일 남편이나 아내와 떨어져 있을 때는 성욕이 일어나는데 정작 얼굴을 마주 대할 때 아무 생각이 없어진다면 욕망을 느끼는 순간에 배우자에게 편지를 써서 당신의 기분을 전하라. 집안에서 받는 스트레스로 인해 당신의 성적인 욕망은 감소되고 느낌은 쉽사리 그 빛을 잃는다. 관능적인 느낌은 우리 내부에 자리하고 있지만 집 안에 있을 때 그것을 밖으로 끄집어내는 데는 특별한 도움이 필요하다.

당신이 파트너와 떨어져 있을 때 성적인 기분에 휩싸인다면 파트너와의 멋진 섹스 장면을 머릿속으로 그려 보라. 배우자에게 보내는 섹스 편지에 당신이 하고 싶은 행동을 설명한 다음 마치 실제로 그 일이 일어나고 있는 양 그 장면과 당신의 느낌을 묘사하라. 여기 남편이 아내에게 보내는 편지의 실례를 소개한다.

사랑하는 당신에게

당신이 너무나 그립소. 당신 생각을 하고 있자니 몸이 뜨거워지는 걸 느껴요. 당신을 만나 당신을 만져 보고 싶은 마음 참을 수가 없소. 당신의 아름다운 몸을 만지는 게 나는 참 좋거든. 당신의 그 부드러운 몸매와 예쁜 젖가슴은 나를 미치게 해. 꼿꼿해진 당신의 젖꼭지를 손끝으로 만지고 입 안에 느껴 보면 얼마나 좋을까.

지금 나는 당신이 내 품에 안겨 있는 상상을 하고 있소. 당신의 따뜻한 체온이

내 몸으로 전해지는군. 당신을 꽉 끌어안을 때의 그 느낌을 나는 사랑하오. 당신의 달콤한 살 냄새를 가슴 가득 들이마시면 당신에 대한 사랑이 더욱 절절해지지. 당신의 달짝지근한 입술에 키스하면 내 온몸이 흥분으로 조여들고 우리의 입맞춤은 점점 격렬해져 마침내 당신의 입술이 열리지. 내 혀가 당신 입 속으로 들어가면 그 촉촉한 느낌에 전율하지 않을 수 없다오.

나는 당신의 머리를 두 손으로 감싸 쥐고 부드러운 머리칼을 쓰다듬고 있소. 손끝으로 당신의 몸 구석구석을 탐사해 당신이 내 손길에 얼마나 민감하게 반응하는지 느끼는 건 무엇과도 바꿀 수 없는 내 즐거움이오. 당신이 부드러운 손길로 내게 형언할 수 없는 기쁨을 안겨 주듯이 말이오. 당신도 내 손길을 즐기고 있다는 걸 나는 알지.

당신의 브래지어를 벗기고 부드러운 젖가슴과 오뚝 일어선 젖꼭지를 만지는 걸 내가 얼마나 좋아하는지 당신은 모를 거요. 당신도 나를 원한다는 것을 알고 있소. 당신에게 내 모든 사랑을 바치오. 내가 원하는 건 당신이오. 당신과 하나가 되기 위해, 따뜻한 애액으로 촉촉이 젖어 있는 당신의 몸 속으로 들어가는 그 순간을 위해 나는 격정을 좀 조절해야 할 것 같소.

당신의 젖은 성기에 처음 손을 대는 순간 흥분이 내 온몸을 휩쓸고 지나간다오. 나는 천천히 리듬을 타면서 원을 그리듯 당신의 클리토리스를 애무하오. 지그시 누르며 조금씩 속도를 더해 가면 당신은 가쁜 숨결을 토해 내기 시작하지.

내가 당신의 깊은 곳으로 들어가고 싶어 하는 것처럼 어서 내 몸을 받아들이고 싶어 하는 당신의 열망을 나는 느낄 수 있소. 당신의 몸 구석구석 내 손길이 닿을 때마다 점점 거칠어지는 당신의 숨소리와 가느다란 신음 소리가 나를 더욱 자극하는구려. 당신의 몸 속으로 들어가기를 열망하며 터질 듯 팽창했던 내 페니스가 마침내 구원을 얻었소. 당신의 내밀한 방으로 들어갈 수 있다는 것이 내게 얼마나 기쁨을 주며 당신을 향한 내 사랑, 내 열정은 또한 얼마나 뜨거운지! 나는 서서히 더 깊은 곳으로 미끄러져 들어가고 있소.

시간이 멈춘 듯하오. 우리는 마침내 하나가 된 거요. 내가 부드럽게 끝까지 밀어 올리자 당신은 희열에 차 신음하며 자신을 완전히 내맡기고 있소. 살짝 후퇴했다가 다시 힘차게 전진하는 동작을 거듭하며 내 것은 점점 더 단단해지는 느낌이오. 움직임 하나하나에 내 영혼의 가장 여린 부분까지 위로받는다오. 나는 어쩌면 당장이라도 폭발하고 말 것 같지만 당신이 내는 음악처럼 달콤한 신음 소리가 잠시 나를 붙들어 주고 있소.

우리 두 사람은 사랑과 기쁨과 환희의 절정으로 함께 치닫기 시작했소. 나는 당신이 막 절정을 맞이하려 한다는 것을 느끼고 내 모든 사랑을 당신에게 쏟아 붓지. 당신의 격렬한 신음이 최고조에 이르는 순간 내 몸 속에서는 참고 참았던 오르가슴의 쾌감이 번개처럼 순식간에 터져 나오고 있소. 벗은 몸으로 뒤얽힌 채 환희로운 순간을 향유하면서 내 마음은 더없이 평화롭다오. 내 삶이 평화를 찾은 거요. 나는 다시금 온전한 존재로 돌아온 자신을 느낀다오. 당신을 내게 주신 하느님께 감사하오. 당신을 사랑하고 당신의 사랑을 받는 것은 그분의 특별한 선물인 듯하오.

당신과 나란히 누워 당신의 아름다운 눈동자를 들여다보고 부드러운 머리카락을 가만히 쓸어내리며 나는 이렇게 말하오.

"정말 근사했소."

그럼 당신은 귀여운 미소로 이렇게 대답하지.

"그래요, 내가 얼마나 행복한 여자인지 다시 한 번 느꼈어요."

언제나 당신을 사랑하는 남편이

섹스 편지의 중요성

물론 대부분의 사람들은 작가가 아니므로 이처럼 섬세한 문장으로 편지를 쓴다는 것이 쉬운 일은 아니다. 하지만 그렇다고 그들에게 그런 느낌마저 없는 것은 아니다. 단지 말로 표현하는 재주가 좀 없을 뿐이다. 그런데 여자들은 특히 이런 표현을 듣고 싶어 한다. 그들이 연애소설을 많이 읽는 것도 바로 그런 이유에서이다.

당신의 감정을 그대로 표현한 카드를 선택하는 것으로도 직접 편지를 쓰는 것 못지않은 효과를 얻을 수 있다.

자기 느낌을 말이나 글로 표현하는 데 서툰 남자는 사랑의 감정을 시적으로 표현한 카드를 사서 이용할 수도 있다. 도무지 글재주가 없다면 그런 방법도 괜찮다. 당신의 마음이 그대로 나타난 카드를 선택하는 것도 직접 편지를 쓰는 것 못지않게 좋은 효과를 얻을 수 있다.

섹스 편지도 마찬가지이다. 앞에 소개한 편지글이나 연애소설에서 당신의 마음에 드는 문장을 빌려 오는 것도 얼마든지 좋다. 당신이 자신의 감정을 느끼고 이를 표현한다는 것이 중요하지 그것이 반드시 독창적이어야 할 필요는 없다.

섹스 편지를 쓴 다음에는 배우자에게 함께 읽어 보고 싶은 특별한 편지가 있다고 말하라. 그런 다음 시간 계획을 잡아라. 최소한 45분은 되어야 하고 누구의 방해도 받지 않는 둘만의 시간이어야 한다. 그리고는 속으로 읽든 소리 내어 읽든 편지를 읽어 보라. 당신이 직접 읽어도 좋고 배우자가 읽어도 좋다. 편지를 읽다 보면 편지를 쓸 때의 감정이 저절로 되살아날 것이고 두 사람은 아마 멋진 섹스를 즐길 수 있을 것이다.

이 방법은 아내와 내가 서로의 성감을 북돋울 수 있도록 많은 도움을 주었다. 나는 아내 바니가 그 편지들을 소중하게 보관하고 있다가 내 무심함에 서운했거나 사랑받고 있다는 느낌을 받지 못할 때 다시 읽곤 했다는 말을 내게 들려주기 전까지는 그 편지가 아내에게 그토록 중요한 것이었음을 깨닫지 못했다.

섹스 편지는 원만한 성생활에 도움이 될 뿐만 아니라 섹스를 할 때 당신이 어떤 느낌을 갖는지를 상대방에게 알리는 좋은 계기가 된다. 그 편지들이 아니었다면 바니는 그녀와 멋진 섹스를 즐기면서 갖는 내 열정의 깊이를 가늠할 수 없었을 것이다.

전화 섹스

부부 중 한쪽이 업무상 출장을 갔거나 아니면 직장 때문에 서로 멀리 떨어져 지내는 경우 간혹 성적으로 흥분하게 되어 마스터베이션을 하고 싶어질 때도 있을 것이다. 텅 빈 호텔 방이나 침실이 너무나 쓸쓸하게 느껴져서 불현듯 강한 성욕이 고개를 들 수도 있다. 마스터베이션을 통해 그 성적 긴장감을 간단히 해소해 버리는 대신 사랑하는 사람에게 전화를 걸어 전화 섹스를 해보는 건 어떨까?

방법은 섹스 편지와 아주 비슷하다. 우선 상대방에게 장거리 전화를 걸어 당신이 지금 얼마나 흥분된 상태이며 상대방을 얼마나 그리워하는지 말하라. 그런 다음 상대방에게 눈을 감고 마치 당신의 애무를 받고 있다고 상상하며 자기 몸을 만져 보라고 부탁하라. 당신도 마찬가지로 사랑하는 사람의 손길을 상상하며 자신의 몸을 애무하라. 상대방에게 말을 하고 성적인 반응을 보이는 행동을 번갈아 해보라. 때로 당신이 지금 어떤 기분이며 무엇을 머릿속으로 그리고 있는지를 상대방에게 들려주어라.

이런 방법으로 두 사람은 상상 속의 섹스를 즐길 수 있으며, 젤리(호텔 객실에 항상 비치되어 있는 로션도 훌륭한 대용품이 될 수 있다) 같은 윤활제의 도움을 조금 받으면 두 사람은 동시에 마스터베이션으로 절정에 이를 수가 있다.

물론 실제로 근사한 섹스를 하는 것보다야 못하겠지만 당신은 충분히 만족할 것이다. 단, 근처의 라디오로 송신될지 모르는 셀식 무선 전화기는 사용하지 않도록. 두 사람만의 은밀한 시간이 이웃을 위한 시간이 되어서는 곤란할 테니까!

깊은 밤의 근사한 섹스

한밤중에 근사한 섹스와 속성 섹스의 결합을 시도하는 것도 좋다. 아내가 한밤중에 부드러운 젖가슴으로 그의 가슴을 지그시 누르며 촉촉이 젖은 따뜻하고 은밀한 곳을 그의 다리에 갖다 대는 느낌으로 잠에서 깰 때 남자는 정말 특별한 기분을 갖는다.

남편과의 섹스를 원할 때 20~30분 정도의 마스터베이션으로 거의 오르가슴에 이르기 직전까지 진행한 다음 그의 곁으로 가서 그의 몸 위로 살며시 올라가라. 이런 느낌을 받으며 잠에서 깨어나는 것이 얼마나 경이로운지를 그는 알게 될 것이다.

그가 흥분하는 데는 불과 몇 분이면 되고 그녀는 이미 충분히 달아 있는 상태이므로 둘은 함께 극치감을 경험할 수 있다. 만일 남자가 한밤중에 아내와의 섹스를 원한다면 그건 얘기가 다르다. 여자는 잠에서 깨어나자마자 얼결에 오르가슴에 이르는 것이 불가능하므로.

하지만 때로 원하면 언제든지 아내에게 손을 뻗어 섹스를 할 수 있다는 것은 남자로 하여금 말할 수 없는 자유로움을 느끼게 한다. 남자에게는 이런 기분이 정말 근사하지만 그러려면 먼저 충족되어야 할 조건이 있음을 명심하라. 남자가 이런 자유로움을 누릴 수 있으려면 정상적인 섹스와 애정 어린 대화를 통해 아내한테서 받아 놓은 평소 점수가 넉넉해야 한다. 하지만 이런 식으로 잠을 깨워도 좋을지를 미리 적당한 때에 물어 그녀의 생각을 알아두는 것이 좋다. 휴가 때이거나 다음날이 휴일이어서 늦잠을 푹 잘 수 있는 경우가 아니라면 그녀는 곤한 잠을 방해받기를 원하지 않을지도 모른다.

설령 그녀가 허락했다고 해도 남자가 여자를 깨울 때는 그 반대의 경우보다는 부드러워야 한다. 느닷없이 과감하고 공격적으로 들어가는 것은 금물이다. 만일 한밤중에 흥분되어 섹스를 하고 싶다면 조용히 아내 곁으로 다가가 부드럽게 그녀를 안으며 단단해진 자신의 성기로 가만히 그녀를 압박하는 것이 좋다. 만일 그녀가 그에게 몸을 열어 준다면 성공이지만 그녀 쪽에서는 도저히 내키지 않을 때 "오늘밤은 안 돼요"라고 말할 수 있어야 한다.

여자가 그렇게 말할 수 있으려면 남자가 그 말에 언짢아하지 않아야 한다. 여자가 섹스를 거절하는 것에 지나친 압박감을 느끼면 그녀는 정말로 섹스를 원할 때 그것을 표현하는 능력도 잃어버리고 만다.

서로의 독특한 성적 욕구를 이해하고 존중함으로써 남자와 여자는 원하는 것을 주고받을 수 있다.

다음 장에서는 양쪽 모두의 만족스러운 성생활을 보장하는 섹스의 접근 방법을 알아보자.

9. 양극 섹스

즐기고 관계 속의 열정을 싱싱하게 보존하는 또 하나의 비결은 성의 양극성을 이해하고 적극 활용하는 것이다. 한 자석의 음극이 다른 자석의 양극을 강하게 끌어당기듯 우리는 서로 대립되는 극성을 표현함으로써 성적 흡인력을 극대화하고 욕망과 기쁨을 배가할 수 있다.

섹스에서 양극점이란 바로 기쁨을 주는 것과 받는 것이다. 한쪽에서는 주고 다른 한쪽은 받을 때 성감은 쉽게 고조된다. 양극 섹스에서는 두 사람이 의식적으로 극을 바꾸어 봄으로써 쾌감과 욕망을 증진시킬 수 있다. 한쪽이 주면 다른 한쪽은 받고 다음에는 서로 역할을 바꾸어 앞서 준 사람이 이번에는 받기만 하는 것이다.

양극 섹스는 두 단계로 나뉜다. 1단계에서는 남자가 받고 여자가 준다. 제2단계에 이르면 남자가 여자의 욕망을 충족시키기 위해 봉사하는 동안 여자는 편안하게 받는 일에만 몰두하면 된다.

양극 섹스의 제1단계는 남자가 받는 것에서 시작된다. 많은 시간을 할애해 여자에게 즐거움을 안겨 주는 것은 지금 그의 관심사가 아니다. 초점은 자신의 쾌감에 맞추어져 있다. 마찬가지로 여자도 그와 보조를 맞추어 흥분하거나 성 반응을 진행시킬 수 있기를 기대하지 않는다.

2단계는 그가 주는 동안 그녀가 받을 차례이다. 그녀는 그를 위해 모든 것을 다 해주었으므로 이제는 받기만 하면 된다. 이런 방법으로 결국 두 사람 모두 각자 원하는 것을 가질 수 있다.

남녀 모두 만족스러운 양극 섹스

내가 양극 섹스를 처음 생각해 낸 것은 어떤 남자 때문이었다. 그는 배우자가 극치감을 경험하기 위해 필요한 전희에 그렇게 오랜 시간을 들여야 한다는 것을 이해하지 못했고 그러기를 원하지도 않았다. 그가 아내의 만족 따위에 아랑곳하지 않아서라기보다 그냥 자기 본능대로 곧바로 섹스에 돌입하고 오르가슴으로 치닫는 데 익숙해 있기 때문이었다. 전희에 필요한 시간이 남녀 간에 서로 다르다는 것이 때로는 심각한 문제를 야기할 수 있다.

여자가 필요로 하는 전희를 소홀히 하고 곧바로 행위에 돌입한다면 그녀 쪽에서는 쌓이느니 원망뿐이다. 반면에 그녀의 속도에 맞추려고 기다려야만 한다면 남자 쪽에서 욕구불만을 가질 것이다. 만일 남자가 전희를 무시하고 곧바로 성기 결합을 시도해 극치기에 도달한다면 사정을 한 직후 에너지가 고갈될 것이고 그러면 그의 파트너는 아무것도 얻지 못한 채 남겨질 것이다. 어느 정도 시간이 흐르면 그는 전희에 긴 시간을 들이기가 귀찮아서 아예 섹스를 하기가 싫어질는지도 모른다. 때로는 하루가 너무 피곤했던 나머지 인내심을 갖기가 어려울 수도 있다. 하지만 그럴 때도 전희를 다 해야 한다고 생각하면 아마 섹스에 대한 흥미가 싹 달아날 것이다.

　마찬가지로 여자들은 남자가 그녀를 단시간 내에 오르가슴에 이르게 하려다가 실패하고 좌절감을 느끼는 것이 싫어서, 차라리 섹스를 원하지 않게 된다. 여자가 섹스를 기꺼이 환영할 수 있으려면 행위를 시작하자마자 재빨리 절정에 이르러야 한다는 압박감이 없어야 한다. 극치기까지 시간이 얼마나 걸릴지, 오늘은 오르가슴이 가능하기나 할는지는 그녀 자신도 알 수가 없는 것이다.

　양극 섹스가 이 문제의 해결책이 될 수 있다. 앞으로 알게 되겠지만 여기에는 그밖에도 여러 가지 이점이 있다. 아내의 성적 반응이 고조되기를 기다리면서 암담한 기분에 사로잡히는 대신에 남자는 먼저 자기 쾌감을 마음껏 추구할 수 있다. 그런 다음 그가 극치기에 도달하기 직전에 멈추고 이번에는 여자의 욕망을 고조시키기 위해 필요한 성적 자극을 주기 시작하는 것이다. 이렇게 해서 그녀가 오르가슴에 이르면 그의 오르가슴은 시간 문제이다.

양극 섹스의 실습

양극 섹스는 흔히 남자가 흥분을 느끼고 적극적으로 성적 긴장감을 해소하고픈 감정을 갖는 것에서 출발한다. 이때 여자는 그의 성적 흥분을 즐기는 입장에 선다. 남자는 사랑하는 사람을 품에 안고 키스하고 옷을 벗기고 어루만지고 쓰다듬으면서 점차 흥분을 높여 간다. 여자는 그냥 누운 채로 그가 자신에게 강한 욕망을 느끼도록 유도할 수도 있고, 아니면 그가 흥분할 수 있도록 그가 좋아하는 방식의 애무를 해도 좋다.

그녀는 의식적으로 그의 흥분에 보조를 맞추려고 노력할 필요는 없다. 단지 그의 성적 흥분을 고조시키는 일에만 마음을 쓰면 된다. 그러기 위해 만지고 쓰다듬고 그의 페니스를 부드럽게 쥐고 어루만지거나 어쩌면 오럴 섹스를 할 수도 있다. 이 모든 행위는 남자의 성적 흥분을 고조시키기 위한 것이다. 그는 완전히 받기만 하면서 자신의 쾌감에만 마음을 쓰고 그녀는 전적으로 주기만 한다.

한 5분쯤 지나 그의 흥분이 고조기를 지나 극치기에 접어들면 그는 오르가슴이 가까이 왔다는 것을 느끼는데 이때 그는 더 이상의 자극을 중단하도록 파트너에게 신호를 보낸다. 이 신호로는 "오오" 같은 다소 강한 신음 소리도 괜찮고 혹은 크게 심호흡을 해 흥분을 다소 가라앉히면서 그녀의 손을 잡고는 애무를 멈추게 해도 좋다.

역할을 서로 바꾸자는 신호로서 그냥 그녀의 양손을 잡아 어깨위로 올려놓는 것도 좋은 방법이다. 그러면서 조금 전과 반대로 자세를 서로 바꾼다.

이러한 신호는 그녀가 지금까지 그에게 해준 애무와 자극을 이제

거꾸로 받을 차례임을 그녀에게 명확히 알려준다. 그녀는 그가 애무하는 동안 마음을 느긋하게 갖고 자신의 쾌감에만 마음을 쏟으면 되는 것이다. 남자는 극치기 직전까지 불과 2~3분이면 충분히 도달할 수 있었겠지만 여자는 20~30분이 걸린다는 사실을 그는 잊어서는 안 된다.

> 남자는 불과 2~3분 정도의 성적 자극으로 오르가슴 직전까지 이를 수 있지만 여자는 20~30분이 걸린다는 사실을 그는 명심해야 한다.

입장 바꾸기

처음에는 남자가 한창 흥분이 고조된 상태에서 진행을 멈추고 양극을 서로 바꾸는 2단계로 넘어가는 것이 어려울 수도 있다. 그는 너무 흥분한 나머지 자신을 통제하지 못할지도 모른다. 이러한 사태는 그녀가 오럴 섹스를 해주었거나 1단계에서 이미 성기 결합이 이루어 졌을 때 발생하기 쉽다. 그러나 그녀가 성적으로 흥분하고 오르가슴을 경험하기 위해 그를 필요로 한다는 것을 느끼면 그는 자제할 수 있을 것이다.

　　남자와 여자는 생리적으로 오르가슴 이후의 성감에 커다란 차이를 보인다. 여자는 오르가슴 이후에도 아직 흥분이 가시지 않은 상태이며 어떻게 보면 이 시기는 그녀가 그 어느 때보다 성기의 결합을 즐기는 때이다. 쇠퇴기에 접어들어서도 여자의 쾌감 호르몬(엔돌핀, 카테콜아민과 신경전달물질)은 상당히 높은 지수를 유지한다. 반면에 남자는 일반적으로 급속히 흥분이 가라앉으면서 페니스가 수축한다. 용무를 마쳤으면 그걸로 끝난 것이다. 그의 쾌감 호르몬은 거의 대부분이 소실되어 버린다.

만약 그가 먼저 절정에 이르렀다면 그에게는 아내의 오르가슴을 위해 봉사할 정력이 남아 있지 않다. 그러나 만일 여자가 먼저 오르가슴을 느꼈다면 그녀는 아직 성적인 흥분이 가시지 않은 상태여서 상대방의 오르가슴으로 다시 한 번 즐거운 기분을 맛볼 수 있다.

오르가슴의 순간 포착

대부분의 부부들은 남편과 아내가 동시에 오르가슴을 경험할 수 있도록 시간을 조절하려고 한다. 그러나 이런 식의 시간 맞추기는 섹스의 만족도를 떨어뜨릴 우려가 있다. 여자는 자기에게 언제 절정의 순간이 찾아올지에 신경을 쓰다 보면 마음이 몹시 어수선해진다. 그녀는 상대방에게 맞춰야 한다거나 타이밍을 잘 포착해야만 한다는 압박감 없이 자연스럽게 찾아오는 쾌감을 즐겨야 한다. 남자는 그녀가 오르가슴을 느낀 뒤 곧바로 절정에 돌입할 수도 있고 잠시 여유를 가질 수도 있다.

남자와 여자가 동시에 절정에 이르면 각자가 느끼는 쾌감이 너무나 격렬한 나머지 상대방은 보이지 않고 두 사람 사이의 친밀감이 갑자기 사라져 버릴 우려가 있다.

그녀 쪽에서는 어느 순간까지 그의 관심과 배려가 완전히 자기에게 쏠려 있었는데 갑자기 모든 것이 사라져 버린 것이다. 마찬가지로 남자도 자신에게 절정의 순간이 찾아올 때 상대방의 쾌감에 함께 하지 못함을 아쉬워한다. 자신에게 오르가슴의 쾌감이 갑자기 들이닥치기 전까지 그는 그녀의 흥분이 고조되어 가는 과정을 어느 것 하나 놓치지 않고 공유한다. 하지만 절정의 쾌감이 그를 뒤흔드는 순간 그것이 너무나도 강렬한 나머지 그가 다른 것에 주의를 기울일 여력을 갖지 못하게 되는 것이다.

만일 그녀가 먼저 절정에 이르도록 시간을 조절한다면 그는 그 순간 자기 통제력을 유지할 수 있으므로 상대방의 쾌감을 최대한으로 고조시키고 그 또한 그녀의 쾌감을 즐길 수 있다. 그리고 여자도 이미 오르가슴을 경험했으므로 이번에는 상대방의 극치감에 기꺼이 동참할 수 있다. 그것은 마치 한 번이 아닌 두 번의 오르가슴을 경험하는 것과 같다. 두 사람이 힘을 합해 그녀의 오르가슴을 일구어 내고 그런 다음 그의 오르가슴까지 함께 향유하는 것이다.

남자의 오르가슴이 먼저 올 경우 여자는 그의 쾌감을 자기 것인 양 느끼다가 기껏 쌓아올린 자신의 성감을 놓쳐 버리는 수가 있고, 설령 그녀가 어찌어찌해서 오르가슴에 이르렀다고 해도 남자는 이미 흥분이 가라앉기 시작하는 단계에 접어들었기 때문에 그녀의 극치감을 몸으로 느끼지 못한다. 양극 섹스의 지침을 따름으로써 여자는 적어도 오르가슴의 기회를 확보할 수 있다. 때로는 오르가슴이 가능할 것 같지 않다는 느낌이 들 수도 있겠지만 그가 절정에 이르기 전에 모든 것을 끝내야 한다는 부담감이 없으므로 그녀가 욕구불만을 느끼지는 않는다.

양극 섹스의 지침을 따름으로써 여자는 최소한 매번 오르가슴의 기회를 확보할 수 있을 것이다.

양극 섹스의 보너스

양극 섹스로 얻을 수 있는 보너스는 남자가 받기만 하는 1단계가 지나고 2단계로 접어들었을 때 여자도 자신이 받을 권리가 있다는 생각을 자연스럽게 갖게 된다는 것이다. 이런 특별한 느낌이 없이는 오르가슴에 도달하기 어려운 여자들도 있다.

여자들은 다른 사람에게 베푸는 일이라면 자신 있는데 받는 데는 서툰 경우가 많다. 섹스에서도 그녀는 상대방의 욕구를 헤아리고 그에게 마음을 쓰기 바빠서 자신의 욕망에 좀처럼 관심을 모으지 못한다. 이러한 성향은 철저히 무의식적인 것일 수 있다. 내가 전에 세미나에서 이런 이야기를 했더니 어떤 부인이 갑자기 감정이 격해져 이렇게 소리치는 것이었다.

"믿을 수가 없어……. 바로 그거였어."

그녀에게 "아하! 그래서 그랬구나"라고 할 만한 일이 있었던 게 틀림없었다. 거기 모인 사람들이 모두 궁금해 했다. 나는 잠시 강의를 멈추고 그녀에게 무슨 일이 있었느냐고 물었다.

"제가 오르가슴을 한 번밖에 경험하지 못한 이유가 무엇인지 이제야 알았어요. 저는 42세의 주부인데요. 딱 한 번 말고는 오르가슴을 느껴 본 적이 없거든요. 그 원인이 어디에 있는지 도무지 알 수가 없었는데 이제 알았습니다. 한 6년 전의 일이었을 거예요. 남편이 저와의 섹스를 원했는데 저는 그때 그에게 몹시 화가 나 있었어요. 우리 관계에서 베푸는 쪽은 언제나 저고 남편은 당연하다는 듯 받기만 하는 데 참다 참다 화가 치민 거죠. 남편이 집요하게 섹스를 요구하기에 저는 철저히 받기만 하리라고 속으로 다짐했어요.

섹스를 히면서 그는 제게 모든 것을 다 해주었지만 처음으로 저는 그를 위해 아무것도 하지 않았어요. 그를 배려할 기분이 아니었으니까요. 그런데 그 때가 제 인생에서 가장 황홀한 순간이 된 거예요. 그때 제가 어떻게 해서 오르가슴에 이를 수 있었는지 이제야 알 것 같네요. 그의 만족에는 아랑곳없이 자신에게 집중할 수 있었던 것이 그런 결과를 가져온 거예요. 그를 즐겁게 해주기 위해서 제가 한 일은 아무것도 없었지만 그도 아주 행복해했어요."

이 얘기가 말해 주듯 여자는 상대방에게서 충분히 받을 수 있을 때 진실로 섹스를 즐길 수 있다. 양극 섹스는 여자가 먼저 남자의 성감을 고조시키기 위해 노력한 다음 그녀도 똑같은 대접을 받을 수 있도록 해준다. 양극 섹스의 장점을 두 사람 모두 이해하고 2단계로 접어들 차례라는 명백한 신호를 개발해 둔다면 그녀는 훨씬 마음을 느긋하게 갖고 자신의 성감이 고조되어 나가는 과정을 즐길 수 있을 것이다.

남자에게 자제력이 있을 때

남자가 자신의 쾌감을 제어할 능력을 가지고 있어서 여자가 오르가슴을 느끼기 전에 사정을 해버릴 염려가 없다면 그녀는 섹스를 한층 더 즐길 수 있다. 그가 일을 끝내기 전에 서둘러 오르가슴에 도달해야 한다는 압박감을 갖지 않아도 되기 때문이다.

자기가 오르가슴을 느끼기 전에 그가 먼저 절정으로 치닫는 일이 없으리라는 확신이 있다면 그녀는 마음 편하게 자신의 리듬에 충실할 수가 있다. 이것은 양극 섹스가 지닌 또 하나의 이점이다. 1단계에서 그의 성감은 한껏 고조되지만 극치기로 치닫지는 않는다. 2단계로 접어들면 나머지 시간은 온전히 그녀를 위한 것이다. 그가 자기와 함께 하리라는 것을 아는 그녀는 느긋하게 쾌감 속으로 빠져들 수 있다.

가끔 남자들은 파트너보다 먼저 절정에 이르고 싶은 강한 충동에 사로잡힌다. 이럴 때 그는 여자가 그의 페니스를 자극하지 못하도록 해야 한다. 성적 자극을 잠깐 중지하고 마음을 가라앉혀야 하는 것이다. 마음을 진정시키는 데는 두 가지 방법이 있다.

너무 늦기 전에 자신에 대한 성적 자극을 멈추게 하는 것이다. 그런 다음 파트너에 대한 자극을 한층 강화하기 시작한다. 그녀의 성적 쾌감의 강도와 진행 속도를 자신과 비슷한 수준으로 끌어올림으로써 그는 다시 제어력을 회복할 수 있다.

여자들은 때로 성기가 결합되기 전에 성적 자극으로 오르가슴을 느끼는 것을 매우 좋아한다. 이는 1단계에서 남자의 성감이 한껏 고조되어 2단계에서 여자에게 오르가슴을 안겨 준 다음 그제야 비로소 성기 결합을 시도해 남자가 극치감을 경험한 후 사정하는 것을 말한다. 그녀의 오르가슴 이후에 성기가 삽입되면 아마 그는 대단한 환영을 받을 것이다.

오르가슴이후엔

절정의 순간이 지난 후, 여자는 남성 성기와의 결합 상태를 어느 때보다도 더욱 즐긴다. 성적 자극에 대해 몸과 마음이 활짝 열려 있기 때문이기도 하거니와 상대방이 느끼는 극치감을 함께 즐길 수 있는 여유가 생겼기 때문이다. 한껏 고조되어 가던 긴장감이 느슨해진 지금 그녀는 상대방에게 사랑을 주는 일에 관심을 쏟을 수가 있다. 그녀 쪽에서 이것은 이제까지와는 전혀 다른 성적 자극이다. 오르가슴 이전에는 쾌감이 점차 쌓여 갔지만 오르가슴 이후에는 파트너와 함께 산에 올라 정상에서 함께 춤추는 것과도 같다.

다시 말해서 성감대에 대한 적절한 자극으로 절정의 순간을 경험하고 나면 그녀의 질이 수축되면서 성기 삽입을 더욱 갈망하기에 이른다. 그가 입장하기에 이보다 적절한 타이밍이 또 어디 있겠는가?

뒤늦은 삽입으로 즐거움을 맛보는 것은 비단 그녀만이 아니며 그도 임무를 완수했으므로 아무런 부담이나 압박감 없이 자기 쾌감을 자유롭게 추구할 수 있다. 그가 1분 안에 사정을 하든 한 10분쯤 걸리든 그녀에겐 만족스러울 뿐이다. 일단 남자가 자기에게 절정의 느낌을 안겨 주었다면 그가 성행위를 얼마나 지속하느냐 하는 것은 그녀에겐 중요하지 않다.

가끔 남자들은 여자의 욕구를 잘못 이해하고 섹스 시간은 길면 길수록 좋다고 오해한다. 일반적으로 30분이 넘게 계속되는 섹스는 여성의 성기에 얼얼한 불쾌감을 줄 뿐 아니라 자칫하면 세균에 감염될 우려도 있다.

남자들은 섹스 시간이 길어야 여자를 만족시킬 것이라고 생각하여 그로 인한 압박감을 크게 받는다. 양극 섹스를 실천함으로써 여자는 남자에게 극치감이 밀어닥치기 전에 반드시 자기를 위한 시간이 주어질 것이라는 확신을 가질 수 있다.

여성의 쾌감을 드높이려면

남자들은 목표 지향적 사고방식에 길들어져 있다. 그는 가장 효율적인 방법으로 파트너에게 최대의 만족감을 주고 싶어 한다. 일단 그녀가 오르가슴에 가까이 가고 있는 것 같으면 그는 그녀가 언덕을 넘어 목적지에 도달하도록 움직임에 박차를 가한다. 그러나 여자의 쾌감을 증폭시키는 비결은 그녀가 절정에 가까워진 듯할 때 뒤로 물러나는 것이다.

여성의 쾌감을 증진시키기 위해서는 그녀를 오르가슴의 문턱까지 다다르게 한 다음 열기를 가라앉히고 다시 시작하는 과정을 두세 차례 되풀이하는 방법이 가장 효과적이다. 절정에 다가갔다가 아슬아슬하게 언덕을 넘지 못하고 다시 내려오기를 두어 차례 거듭하다가 마침내 그 순간이 찾아오면 그 쾌감은 놀라울 만큼 증폭되고 만족감도 더 커진다.

그녀가 매번 절정에 가까워질 때마다 극치감에 대한 갈망과 욕구는 점점 더 커진다. 그러면서 그녀의 몸은 오르가슴을 맞이할 만반의 태세를 갖추는 것이다. 이런 식으로 전희를 좀 더 끌어 여자는 더욱 격렬한 오르가슴을 경험하고 남자의 절정감 역시 극대화된다.

양극 섹스에서는 남자가 우선 자신의 오르가슴을 위해 성감을 고조시켜야 한다. 그런 다음 더 이상의 진행을 멈추고 여자의 쾌감을 위해 관심을 집중할 때는 흥분이 다소나마 가라앉을 것이다. 나중에 그녀가 절정을 경험하고 그의 차례가 되었을 때 기다린 만큼 그의 쾌감은 증폭된다.

오르가슴이 가까이 왔다고 생각될 때 여자는 모종의 암호로 이를 남자에게 알릴 수 있다. 그러면 남자는 그녀에게 계속 자극을 주어 내처 오르가슴에까지 이르게 할 것인지, 아니면 20여 분 정도 계속된 클리토리스에 대한 직접적인 자극을 늦추었다가 다시 시작할 것인지를 결정한다.

자극을 멈춘다고 해서 모든 행위를 중지해야 한다는 의미는 아니다. 클리토리스에 대한 직접적인 자극만 피하고 다른 성감대는 에로틱한 애무를 계속해도 좋다. 이를 통해 그녀는 격렬한 흥분을 조금 가라 앉힐 수 있고 이는 잠시 후에 보다 큰 만족감으로 이어질 것이다.

쾌감 잠재력을 높이려면

한껏 고조되고 있는 성감을 어느 순간에 정지시켜 흥분을 가라앉혔다 가 다시 시작하는 이런 과정은 육체가 쾌감을 수용하는 능력을 키워 준 다. 나는 언젠가 이와 같은 결론을 증명해 보이는 실험을 한 적이 있다.

내게는 통증클리닉을 운영하는 의사 친구가 하나 있다. 만성 통증 으로 고생하는 환자가 찾아오면 친구는 그 환자의 통증을 완화해 주려 고 먼저 신체의 어느 특정 지점에 전기침을 꽂는다. 그런 다음 그 바늘 을 통해 환자의 몸 속으로 전류가 흘러들게 한다. 약 한 시간 뒤에는 전 류의 양이 놀라울 만큼 증가되어 있는 것을 볼 수 있었다. 전류의 단위 를 서서히 올릴 경우 우리 몸이 감당할 수 있는 전류의 양은 실로 굉장 했다. 비록 만성 통증으로 고생하지는 않았지만 나는 그 기분이 어떤 것인지 직접 느껴 보고 싶었다.

그들은 내 팔에 전기침을 꽂은 다음 천천히 전류 단위를 높이기 시 작했다. 어느 순간 살이 타는 듯한 아픔을 느껴서 못 참겠다고 말하자 그들은 수치를 낮추어 고통이 느껴지지 않는 수준에서 고정시켰다.

10분 후에 간호사가 오더니 전류의 세기를 갑자기 두 배로 늘렸다. 그 차이가 느껴지기는 했지만 고통스러울 정도는 아니었다.

처음에 전류량을 내가 견딜 수 있는 한계까지 올렸다가 조금 낮추 어 10분간 놓아두자 내 몸이 그동안 전류에 적응한 것이다. 그래서

10분 후에는 처음의 두 배나 되는 전류를 수용할 수 있었다. 나는 깜짝 놀랐다.

다시 그 상태로 10분이 지나고 간호사가 와서 내가 처음에 못 참겠다고 했던 전류량의 두 배로 단위를 올렸다. 20분 후에는 수치가 처음의 세 배가 되었지만 나는 고통을 느끼지 못했다.

한 시간 동안 10분마다 전류의 단위를 높였다. 그렇게 한 시간이 지나자 내가 처음에 고통을 호소했던 전류량의 무려 여섯 배나 되는 전류를 전기 쇼크나 고통 없이 받아들일 수가 있었다. 그것은 서서히 전류에 몸을 적응시킴으로써 얻은 결과였다.

다음날 다시 클리닉을 찾은 나는 어제의 과정을 처음부터 다시 시작하되 10분을 기다리지 않고 대번에 전류를 두 배로 올려 보라고 했다. 결국 내 실험은 강한 전류에 의한 갑작스런 충격과 살이 타는 듯한 아픔으로 끝이 났다. 이것으로 우리 몸은 시간이 주어지면 보다 많은 양의 전류를 수용하고 여기에 적응해 나가는 능력을 가지고 있음을 나는 뼈저리게 느낄 수 있었다.

섹스에서도 이처럼 시간을 갖고 에너지를 축적했다가 우리 몸이 그 상태에 적응했을 때 거기서부터 다시 시작하면 쾌감을 느끼는 능력이 눈부시게 향상된다. 흥분을 고조시켜 나가던 과정을 잠시 멈추고 정력을 모음으로써 실제로 우리는 쾌감의 수용성을 높일 수 있고 그 결과 더 강하고 더 만족스러운 오르가슴을 경험할 수 있게 된다.

이런 과정이 여러 차례 되풀이되면 당신은 완벽한 오르가슴을 느낄 수 있게 된다. 만일 당신이 단번에 흥분기에서 고조기로 치달아 순식간에 극치기로 오른다면 그때 느끼는 오르가슴은 대체로 그 범위가 생식기에 국한되어 앞의 경우처럼 온몸으로 퍼져 나가는 광범위한 오르가슴과는 비견할 수 없다.

집에서 해먹는 요리같이 건강한 섹스, 미식가의 음식처럼 공들인 섹스

짧은 섹스가 아니라면 남자는 여자가 오르가슴에 이르기 전에 적어도 두세 번은 절정 직전에까지 이르게 해야 한다. 이것이 근사한 섹스에서 빼놓을 수 없는 요소이며 이렇게 하는 데는 30분 정도가 걸린다.

집에서 요리한 음식같이 건강한 섹스에는 대략 30분이 소요된다. 남자를 위해 5분, 여자의 성감을 쌓아올리는 데 20분, 그리고 남자가 사정을 한 다음 편안하게 누워서 서로의 애정을 확인하는 후희의 시간으로 5분이 필요하다.

비교적 짧은 시간의 섹스로도 두 사람 모두 얼마든지 만족할 수 있다는 사실을 분명히 알아두는 것이 좋다. 만일 섹스를 하는 데 몇 시간씩 걸린다면 결국에는 열정이 사그라지고 말 것이다. 우리는 섹스라고 하면 많은 시간이 걸리는 것으로 생각하는데 바쁜 생활 속에서 늘 그만한 시간을 내기란 쉽지 않다. 하지만 아무리 바빠도 30분 정도라면 적어도 일주일에 한두 번은 부담 없이 시간을 낼 수 있을 것이다.

가정 요리 같은 일상적인 섹스에 덧붙여서 때로 미식가의 음식처럼 공들인 섹스를 즐기려면 최소한 두 시간은 둘만을 위한 은밀한 시간을 확보해야 한다. 이때 두 사람은 서로 번갈아 가면서 상대방을 오르가슴의 문턱에까지 이르게 할 수 있다. 예를 들어 여자가 먼저 남자를 흥분시킨 다음 이번에는 남자가 그녀에게 황홀한 기쁨을 안겨 주고 다시 여자가 바통을 이어받는 식이다. 이렇게 주거니 받거니 하다가 여자가 마침내 더 이상 참을 수 없는 상태가 될 때까지 전희를 즐기면 된다.

남자에게는 이러한 섹스가 굉장한 기쁨을 안겨 줄 뿐만 아니라 성적 에너지를 자유자재로 조절하는 힘을 길러 준다. 속도를 늦췄다가 다시 높이는 과정을 통해 그는 아기자기한 즐거움을 맛볼 뿐만 아니라 결정적인 순간에 놀라운 에너지를 분출하는 것이다.

오르가슴 직전까지 가는 경험을 몇 차례 거듭하다 보면 극치감에 대한 갈망은 줄어들지만 그 대신 당신은 순간순간을 음미할 수 있으며 움직임 하나하나, 숨결과 맛, 냄새에 이르기까지 모든 감각을 철저히 즐길 수 있다. 그러면서 서로를 향해 흐르는 사랑의 물결을 더욱더 생생하게 느낄 수 있을 것이다.

이런 형태의 섹스에서는 전희가 상당히 길어진다. 1단계에서 남자가 몇 번이나 클라이맥스 직전까지 갈 수도 있다. 2단계로 접어들면 여자가 절정의 문턱에 이르렀다가 돌아 나오는 과정이 몇 차례 되풀이되고 그런 다음 다시 1단계로 돌아가 처음부터 반복하기도 한다. 나중에는 그들의 몸이 성적인 전류를 얼마든지 받아들일 수 있도록 활짝 열린다. 비록 양극 섹스의 지침을 엄격하게 지킬 필요는 없지만 여자가 먼저 오르가슴에 이르도록 해야 한다는 것만큼은 기억하는 것이 좋다.

스피드 섹스

짧은 섹스는 3분에서 5분 정도의 시간이 걸린다. 이것은 기본적으로 양극 섹스의 제1단계만 하는 것이다. 다시 말해서 오로지 남자의 쾌감을 위한 섹스이다. 만일 여자가 관계 속에서 정서적인 만족감을 느끼고 있다면, 그리고 다른 때에 규칙적이고 건강한 성생활로써 얼마든지 기쁨과 만족을 얻을 수 있음을 확신하고 있다면 그녀는 이따금 파트너를 위한 짧은 섹스를 기꺼이 받아 줄 것이다.

이따금 하는 짧은 섹스는 남자들에게만 인기 있을 것으로 생각되겠지만 여자에게도 실은 몇 가지 이득이 있다. 육체적인 만족감은 긴 섹스보다 훨씬 덜하겠지만 짧은 섹스는 여러 가지 면에서 여자들에게 정서적인 만족감을 줄 수 있다.

여자는 관계 속에서 정서적인 만족감을 느낄 때, 그리고 다른 기회에 규칙적이고 건강한 섹스로써 얼마든지 기쁨과 만족을 얻을 수 있음을 확신하고 있을 때 이따금 파트너를 위한 짧은 섹스를 너그럽게 받아들일 수 있다.

내가 부부 사이에 짧은 섹스를 도입해야 하는 까닭이 무엇이며, 그것을 어떻게 적용할 것인지에 대한 강의를 시작했을 때 감사를 나타낸 이들이 남자들만은 아니었다. 그때 여자들이 내게 한 말을 소개한다.

- 그이와 잠자리를 할 때 섹스가 내키지 않아도 안 그런 척 연기를 하지 않아도 되니까 좋아요. '우리 오늘은 빨리 끝내자구요.' 이렇게 말하면 되니까요. 그이는 실망할 필요가 없고 저는 아무 문제가 없다고 굳이 설명할 필요가 없어서 좋더군요.

- 저는 가끔 섹스와 상관없이 그 사람과 꼭 껴안고 즐거운 시간을 가질 수 있기를 바라지만 그 사람 역시 저처럼 만족감을 느꼈으면 좋겠다는 바람도 있었거든요. 그 사람이 원할 땐 짧은 섹스를 즐기고 또 제가 원할 때는 그냥 그의 곁에 누워서 그의 숨결을 느끼고 다정한 포옹을 즐기는 기분, 정말 멋져요.

- 제가 섹스를 원한다고 해서 반드시 오르가슴을 느끼고 싶어하는 것은 아니라는 사실을 제 남편이 이제야 이해하게 되었어요.

- 짧은 섹스, 그거 아주 괜찮더군요. 그의 노력에 걸맞은 반응을 보여야 할 것 같은 걱정도 없구요. 또 어떤 때는 빨리 끝낼 생각으로 시작했다가 진짜 흥분하는 경우도 있어요. 그런 때는 그에게 애무를 해달라고 말하죠. 그럼 그는 아주 기꺼이 기어를 변속해서 제가 오르가슴을 느낄 수 있도록 해준답니다. 짧은 섹스를 하지 않았더라면 제가 섹스에 마음이 있다는 것조차 몰랐을 거예요.

- 저는 꼭 오르가슴까지 가지 않더라도 그가 원한다면 섹스를 해도 좋다고 말하곤 했었어요. 그러면 그는 내 말을 어떻게 받아들여야 할지 혼란

스러워했고 무슨 문제가 있는 건 아닐까 걱정하는 것 같았어요. 한데 그가 선생님의 성생활 강의 테이프를 듣고부터는 모든 것이 바뀌었어요. 다른 사람의 입을 통해 그런 얘기를 들으니까 그제야 수긍이 가나 봐요. 요즘은 그가 요구할 때마다 좋은 척해야 할 것 같은 압박감이 없어서 그런지 전보다 섹스가 한결 좋아졌어요. 오르가슴도 더 자주 느끼게 되었구요.

• 가끔 오래 끄는 섹스가 싫을 때도 있어요. 그럴 때는 간단히 끝나는 섹스가 더 편하더라구요. 기나긴 섹스의 끝맺음을 위해 가짜 오르가슴을 연기할 필요 없이 '오늘은 짧은 섹스로 할까요?'라고 말하니까 불과 몇 분 안에 끝나고 기분도 한결 가벼워졌어요.

• 가끔 그이와 함께 외출하면 젊고 예쁜 여자들이 왜 그렇게 많은지. 그래서 저는 섹스가 별로 내키지 않더라도 아직도 그이가 내게 욕망을 느끼고 나를 원한다는 것만으로도 기분이 나쁘지 않아요. 그럴 때는 제가 먼저 확실한 신호를 보내서 분위기를 이끕니다. 그리고 저를 성적으로 자극하기 위한 기나긴 애무는 하지 않아도 된다고 그이에게 말하죠. 남편이 나를 원하는 것만으로도 행복하니까요.

모두 짧은 섹스의 중요성을 일깨워 주는 말이다.

다발성 오르가슴

요즘은 다발성 오르가슴에 대해 이야기하는 책들이 많아졌다. 그런 책에서 성생활에 도움을 받는 부부들도 있을 것이다. 그러나 대부분의 여자들이 느끼는 문제는 연기를 해야 할 것 같은 압박감이다. 우리들의 바쁜 일상을 생각한다면 사실 오르가슴은 한 번으로 충분하다. 그런데 요즘은 여성이 여러 차례 오르가슴에 이르는 것을 당연하게 여기는 경향이 있다.

대부분의 여자들은 한 번의 오르가슴으로 완전한 만족감을 느낀다. 때로는 넘치는 것이 부족함만 못할 때도 있다. 여자가 한 번의 오르가슴으로 만족을 느끼면 그녀에게 그 오르가슴을 안겨 준 남자도 만족감에 젖는다. '내가 해냈어. 그녀를 완벽하게 만족시킨 거야.' 그는 이렇게 생각할 것이다.

한 번, 또 한 번 줄기차게 오르가슴을 원하는 여자들도 더러 있다. 여자가 지칠 줄 모르고 욕망을 불태우는 것이 남자를 자극하고 흥분시킬 수도 있겠지만 얼마쯤 지나면 그는 아무리 해도 그녀를 완벽하게 만족시켜 줄 수 없을 것 같다고 생각하게 된다. 차츰 섹스는 남녀 모두에게 시간만 낭비하는 의무가 되어 버리고 신비한 매력은 사라진다.

내 세미나에 참가한 여성들한테서도 그런 말을 들은 적이 몇 번 있는데 그들은 오르가슴을 열 번 이상 느껴도 도무지 성에 차질 않는다는 것이었다. 남자는 사정을 하고 섹스가 끝났는데 여자는 욕망이 완전히 충족되지 않은 것이다. 그렇게 되면 비단 여자만 욕구불만을 갖는 것이 아니라 남자 역시 만족감을 느끼지 못한다. 남자는 여자에게 궁극적인 극치감을 안겨 주었다고 느끼고 싶어 하며 적어도 그녀의 갈망은 채워 주었기를 바란다.

만일 여자가 여러 차례 오르가슴을 느끼는 유형이라면 나는 양보다는 질을 택할 것을 권하고 싶다. 여자가 절정에 이르기 직전에 파트너에게 신호를 보내면 남자는 그녀에 대한 성적 자극이나 애무를 다소 늦추어 그녀의 쾌감을 안으로 다시 모아들인다. 그렇게 몇 차례 반복하다가 마침내 문턱을 넘어서게끔 하면 그녀는 그 한 번으로도 충분하다는 느낌을 갖고 더는 오르가슴을 원하지 않게 된다. 확실한 만족을 얻었으므로.

그런데 무엇이 멋진 섹스를 만드는지에 대해 이야기를 하다 보니 마치 최고의 방법은 단 한 가지인 것처럼 들릴 위험이 있다. 이는 다분히 남성적인 사고에 바탕을 둔 것이다. 남자들은 일정한 공식을 만들어 그 틀 안에서 행동하는 것을 좋아한다. 줄곧 한 가지 방법만을 고수하는 것이 남자들에게는 별 무리가 없을지 모르지만 대체로 여자들에게는 잘 먹히지 않는다.

다음 장에서는 기계적인 섹스와 자연적인 섹스의 차이점에 대해 함께 생각해 보자.

10. 기계적인 섹스, 자연적인 섹스

멋진 섹스의

또 다른 비결은 다양성이다. 여자는 매번 조금씩은 색다른 섹스를 원한다. 목표 지향적인 성향이 강하고 결과를 중시하는 남자들은 여자들의 이런 면을 잘 이해하지 못한다. 남자는 가고 싶은 곳이 있으면 그 곳까지 갈 수 있는 방법을 생각해 본 뒤 일단 한 번 실행해 보아 그 방법이 효과적이었다고 판단되면 좀처럼 그것을 바꾸지 않는 경향이 있다. "고장 나지 않았으면 고치지 말라." 이것이 남자들의 근본 방침이다.

만일 그들이 매번 뭔가 새로운 것을 시도해야 한다면 그것은 보통 난감한 일이 아닐 것이다. 남자는 자기가 하고 있는 행동에 자신감을 갖고 싶어 한다. 그렇기 때문에 섹스에도 틀림이 없을 공식을 하나 만들어 놓고는 자기가 훤히 아는 길을 편안한 마음으로 가고 싶어 한다. 반면에 여자는 파트너가 다음에 어떤 행동을 할지 짐작할 수 없을 때 가장 흥분을 느낀다. 의외성이 전혀 없는 판박은 듯한 방식은 여자들을 지루하게 만든다.

남자가 만들어 놓은 섹스의 공식이 아무리 훌륭해도 계속해서 그 것만 우려먹으면 곧 아무런 감동을 주지 못하게 되고 나중에는 지루함만이 남는다. 남자가 여자의 젖가슴이나 젖꼭지를 애무할 때도 그녀의 성적 흥분이 최고조에 달했을 때가 아니라면 끝없이 계속되는 똑같은 손놀림은 그녀의 성감을 부추기지 못한다. 리듬에 변화를 주고 손의 움직임을 다양하게 하는 것이 남자에게는 대수롭지 않게 여겨질는지 모르지만 여자에게는 크게 다른 것이다.

체위나 몸의 움직임을 다양하게 바꿔 보는 것으로도 여자를 더욱 흥분시킬 수 있다. 그가 그녀의 위에서 할 때도 있고 때로는 그녀가 위로 올라갈 수도 있으며 그밖에도 다양한 체위를 개발해 보는 것도 좋다. 이러한 노력은 여자로 하여금 머리로 생각하는 대신 감각과 느낌에 탐닉할 수 있도록 도와준다. 남자가 이끄는 대로 따라 하면서 그녀는 그가 왜 때때로 이런저런 변화를 시도하는지 의문을 제기하지는 않는다. 그녀는 그저 다음에 이어질 행동이 어떤 것일지 상상하며 짜릿한 재미를 느낄 것이다. 이러한 기대감은 여자를 몹시 들뜨게 한다.

섹스와 야구

섹스 때 여자를 가장 흥분시키는 것이 무엇인지 남자들의 이해를 돕기 위해서 나는 섹스를 종종 야구에 비유해 설명하곤 한다. 야구 경기를 가장 흥미롭게 만드는 것은 다음에 어떤 상황이 펼쳐질 것인지에 대한 기대감이다. 누가 베이스에 진출할 것인가? 높이 뜬 공을 수비수가 잡을 것인가? 누가 스트라이크 아웃을 당할 것인가? 누가 안타를 날릴 것이며 누가 승리 투수가 될 것인가?

경기를 관전하면서 매회 그는 마음을 졸이기도 하고 안도의 한숨을 내쉬기도 한다. 주자가 베이스로 나갈 때마다 그는 흥분하고 긴장하며, 그가 응원하는 팀의 선수가 베이스를 옮겨가거나 점수를 올리면 환호성을 올린다.

하지만 제아무리 멋진 경기도 처음 볼 때만 재미있지 같은 게임을 세 번, 네 번 연거푸 보면 질리게 마련이다. 마찬가지로 섹스도 똑같은 방식을 계속 반복하면 파트너의 흥미를 자극하지 못한다.

때로 남자들은 섹스에서 제법 효과가 괜찮은 일정한 형식을 확립해 두고는 좀 더 능률적인 방향으로 변화를 시도하려고 한다. 전희에 충분한 시간을 들이는 대신에 곧바로 섹스라는 본게임으로 들어가려는 것이다. 그것은 마치 야구경기를 처음부터 끝까지 보지 않고 경기의 주요장면을 간추린 스포츠 뉴스를 보면서 어느 팀이 이겼는지만을 확인하려는 것과 같다. 경기의 하이라이트만 간단히 보는 것도 확실히 재미는 있다. 하지만 직접 운동장에 가서 응원하면서 관전하는 재미에는 견줄 수 없을 것이다.

경기 결과가 어떻게 될지 손에 땀을 쥐는 것은 경기를 처음부터 충실히 지켜보았을 때 가능한 이야기이다. 마찬가지로 전희를 충실히 함으로써 여성의 오르가슴은 한층 더 흥미진진해질 수 있다. 여자를 행복하게 하는 것은 경기의 결과나 점수가 아니라 경기를 진행해 나가는 과정인 것이다.

환호성이 터지다

야구 이야기를 좀 더 하자면 남자가 손끝을 여자의 젖가슴 위에 가만히 올려놓는 것은 이를테면 첫 번째 타자가 타석에 나온 것이다. 그의 손가락이 젖가슴에 점점 가까워지는 것은 그가 라인 드라이브를 한 방 때린 것이다. 관중은 열광한다. 그녀는 이렇게 생각할 것이다. '그가 과연 베이스를 밟을 것인가?' 그는 곧바로 젖가슴을 만지는 대신 미적거리고 뜸을 들이거나 뒷걸음질을 치다가 다시 움직이면서 그녀의 애를 태운다. 첫 번째 타자가 아웃 당하자 관중들이 아쉬워한다. 다음 타자가 타석에 들어서는 순간 관중석은 다시금 긴장한다. 이번에는 변화를 주기 위해서 한 손가락이 아니라 두 개의 손가락을 사용한다. 그녀는 돌연 흥분에 휩싸인다. 2번 타자는 무사히 베이스에 안착할 것인가?

그는 손가락으로 한쪽 젖가슴을 만지는 한편 다른 쪽은 혀를 사용해 핥기도 하고 젖꼭지를 빨기도 하면서 자극의 강도를 점점 높여나간다. 그러다가 한 손을 천천히 그녀의 아래쪽으로 옮겨간다. 이러한 동작은 마치 두 팀이 현재까지 동점을 기록하고 있는 가운데 9회말 투아웃 만루 상황에서 마지막 타자가 등장할 때와 같은 조마조마한 긴장감

속에서 진행된다. 마침내 그가 홈런을 치고 그녀의 몸 속으로 들어오면서 단번에 4점을 올리자 관중석에서는 열광하는 환호성이 터져 나온다.

전희의 마력

남자가 야구와 섹스의 비유를 기억한다면 그에게 전희는 완전히 새로운 양상을 띤다. 여자들에게 왜 그토록 전희가 중요한지 그는 비로소 이해할 수 있다. 하느님이 여성에게 부드러운 곡선의 몸매를 주신 것은 남자로 하여금 곧바로 정곡을 찌르는 대신 손으로 부드럽게 원을 그리며 그녀의 온몸을 애무할 것을 잊지 않게 하려는 것은 아니었을까?

여자의 주요 성감대가 두 개의 젖가슴과 질이라는 사실 역시 남자가 한 곳에만 관심을 쏟아서는 안 된다는 것을 보여준다. 세 군데의 주요 성감대는 혀와 두 손을 모두 사용해야 할 필요성을 일깨운다.

신이 여성에게 둥그스름한 몸매를 주신 것은 남자로 하여금 곧바로 핵심으로 들어가는 대신 손과 손가락으로 부드럽게 원을 그리며 그녀의 온몸을 애무하도록 하려는 것은 아닐까?

오른손을 쓸 때 그는 한 개의 손가락만을 쓸 수도 있고 세 손가락을 나란히 붙여도 좋다. 때로는 그녀의 몸 위로 직선을 그리듯이 손끝을 움직여 보고 때로는 물결 같은 곡선으로 거슬러 올라가 보라. 격정을 주체하지 못하는 뜨겁고 강한 손길과 깃털처럼 가볍고 부드러운 손길을 적절히 구사하여 왼쪽으로 오른쪽으로 위로 아래로 자유롭게 손가락을 움직여 가라. 대수롭지 않게 보이는 이런 작은 변화가 다양성을 추구하는 여자의 욕구를 충족시킬 수 있다.

남자가 전희에 충분한 시간을 들이고 여자의 성감을 고조시켜 나감으로써 그녀의 극치감은 놀라울 만큼 증폭된다. 절대로 잊지 말라. 여자는 남자보다 열 배쯤 시간이 더 필요하다는 사실을 하나의 통칙으로 머릿속에 새겨 두라.

남자는 나이가 들어감에 따라 완전히 발기하기까지 전희에 필요한 시간이 점점 늘어나는 편인 데 반해 여자는 나이가 들면 오히려 줄어드는 경우도 있다. 여성의 성적 만족을 보장하는 것은 어디까지나 전희이며 그가 어떤 행위를 하느냐가 아니라 그 행위에 시간을 얼마나 들이느냐에 좌우된다는 사실을 남자들은 기억해야 한다.

여자의 성적 만족을 좌우하는 것은 파트너의 어떤 특정한 행위가 아니라 그 행위에 들인 시간이라는 사실을 남자들은 반드시 기억할 필요가 있다.

만일 전희를 시작한 지 30분 쯤 지났는데 여자의 성감이 고조되지 않으면 오르가슴을 느끼기는 틀린 것으로 보아도 좋다. 그러나 어떤 경우에는 처음엔 섹스 할 마음이 별로 없었는데 파트너의 집요한 손길에 그녀의 몸이 마침내 반응을 보여 결국 오르가슴에까지 이르는 수도 있다. 그런 경우 그녀가 남자에게 확실한 성적 반응을 보여주는 것이 큰 도움이 된다.

만일 남자가 꽤 오랜 시간 동안 성적 자극을 가하고 있는데 아직 그 효과가 나타나지는 않지만 그가 계속해 주기를 바란다면 여자는 이렇게 말하면 된다.

- 이렇게 하니까 정말 좋은데요.
- 시간이 좀 많이 걸리기는 하지만 아주 황홀한 느낌이에요.
- 아직 내게 들어오지 마세요. 이렇게 조금만 더 해주세요.

남자가 애무를 하고 있는데 여자가 그 느낌을 음미하느라고 가만히 있다면 그는 자기 애무가 아무런 반응을 불러일으키지 못한다고 생각할지도 모른다. 이럴 때 여자가 다음과 같은 말을 해주면 그가 자기 행동에 자신감을 갖는 데 큰 도움이 된다.

- 내가 너무 조용하다고 생각할지 모르지만 난 지금 이 느낌을 즐기고 있어요.
- 당신 손길은 정말 절묘해요. 몸과 마음이 한꺼번에 녹아내리는 기분이에요.
- 오, 내가 원하던 게 바로 이거예요,

이렇게 기운을 돋우는 말을 해줌으로써 남자는 자기가 잘못하고 있는 건 아닌가 걱정하지 않고 행위를 계속할 수 있다. 그는 그녀의 긍정적인 반응을 필요로 하는 것이다.

> 여자가 남자에게 기운을 돋우는 말을 해줌으로써 그는 자기가 잘못하고 있는 건 아닌가 하는 걱정을 떨쳐 버리고 행위를 계속할 수 있다.

자연스러운 섹스

앞서 말했듯이 섹스를 할 때 일정한 방식에 의존하지 않고서는 긴장을 풀지 못하는 남자들도 더러 있다. 교대로 사용할 수 있는 여러 개의 방식을 정해 놓는다면 이 문제는 해결할 수 있다. 그가 제일 좋아하는 방식도 이따금 사용해야 효과를 볼 수 있다.

이렇게 하면 남자는 공식을 사용하면서 동시에 여자가 원하는 다양성의 욕구도 충족시킬 수 있다. 이미 입력되어 있는 다양한 방식과 기법들 가운데서 적절히 골라 쓰면 여자는 그의 다음 행위를 궁금해 하며, 남자는 자기가 하고 있는 행위에 자신감을 가질 수 있다.

이처럼 여러 가지 기법들을 번갈아 사용하다 보면 새로운 기술과 접근 방법을 개발할 수 있고, 기계적이고 단조로운 섹스가 점차 창조적이고 자연스러운 행위로 바뀔 수 있다.

여자의 성적 무드는 어떻게 변화하는가

아무 느낌도 감정도 없이 기계적으로 섹스에 임하는 남자의 태도가 조금씩 달라지면서 여자는 그날의 기분과 독특한 성적 무드를 표현할 기회를 갖는다. 그녀도 좀 더 적극적이고 자발적으로 다양한 성적 반응을 보여줄 수 있게 되는 것이다. 여자가 매번 마음 놓고 분위기를 바꿀 수 있을 때 그녀의 성적 표현도 날씨처럼 변화를 거듭한다. 늘 새롭고 활기찬 성생활을 유지하기 위해서는 여자의 자유로운 변화가 무엇보다도 중요하다.

새로운 시도와 기법

계절이 바뀌듯이 섹스도 변화를 거듭할 것이며 그럼으로써 끊임없이 그들의 성적인 관심을 불러일으킬 것이다. 이런 변화가 자연스럽게 일어나도록 하려면 여자가 자기 내부의 다양한 성적 느낌을 발견하고 표현하는 데 아무런 심리적 제약이 없어야 한다.

여자에게 섹스는 그날그날 새로운 느낌을 발견하는 과정이다. 파트너가 미리 정해 놓은 성행위 모형을 기계적으로 반복하는 것을 원하는 여자는 아마 세상에 없을 것이다. 여자는 섹스가 그날그날 두 사람의 느낌에 따라 달라지는 자발적인 창조이기를 바란다.

이것은 새로운 시도와 새로운 기법을 요구한다. 그런데 앞서도 말했지만 남자는 이미 시행착오를 거치고 검증을 끝낸 확실한 방법을 선호하는 경향이 있다. 그래야만 파트너에게 만족을 안겨 주리라는 자신

감을 갖기 때문이다. 여자도 자신 있는 남자를 좋아하지만 그건 차원이
조금 다르다.

여자는 그녀의 기분이 때에 따라 다를 수 있다는 사실을 남자가 알
아주기를 바란다. 그녀가 원하는 것을 함께 찾을 줄 알고 그녀의 성적
반응에서 유용한 정보를 얻어내 더 큰 만족으로 이끌 수 있는 감수성이
강한 남자를 원하는 것이다.

이렇게 되려면 남자는 멋진 섹스의 요건이 무엇인지를 알아야 하
고 다양한 기술을 실제로 해보는 실험 정신을 지녀야 한다. 남자는 마
치 화가처럼 성의 기본색을 환히 알고 있어야 각각의 색채를 조합해 새
로운 예술 작품을 창조할 수 있으며, 음악가처럼 성의 기본 음색과 화
음에 정통해야 아름다운 음악 작품을 탄생시킬 수 있는 것이다.

남자가 주도할 때

남자가 섹스의 주도권을 잡으면 여자는 생각을 떠나 감각에 좀 더 몰두
할 수 있다. 이 말은 여자가 그저 수동적으로 누워 있기만 한다는 의미
가 아니다 다음에 무엇을 어떻게 해야 할 것인지에 신경 쓰지 않고 마
음을 느긋하게 가질 수 있다면 여자는 자신의 감각과 관능적 본성의 리
듬에 자유롭게 몸을 맡길 수 있다. 마치 특별한 음악에 맞추어 춤을 추

듯이 그녀는 파트너와 더불어 그날의 기분에 따라 몸을 움직인다.

어떤 날은 그의 몸을 휘감고 도는 뱀처럼 매끄러운 알몸으로 그를 유혹하고 싶을지도 모르고 또 어떤 날은 그의 손길을 처음으로 경험하는 순진한 처녀가 된 듯한 기분에 젖을는지도 모른다. 그리고 때로는 흥미가 없는 것처럼 미적지근하게 시작했다가 그의 애무에 점점 몸이 뜨거워져 격렬한 쾌감을 맛볼 수도 있으며, 그녀 쪽에서 먼저 적극성을 띠고 그를 미칠 듯한 흥분으로 몰아넣거나 그저 그의 품에 안겨 부드러운 그의 손길을 느끼며 몸과 마음이 한꺼번에 녹아내리는 평화로움에 젖고 싶을 때도 있을 것이다. 이렇듯 다채로운 성적 표현들은 미리 의도하거나 계획한 것이라기보다 그때그때 기분에 따라 속에서 우러나오는 것이다.

꾸밈없는 자기 표현이 가능할 때 이러한 다양한 성적 표현과 성 반응도 자연스럽게 표출될 수 있다. 남자가 시간을 충분히 들여 성적 자극을 가하면서 그녀가 마땅히 이러이러한 반응을 보일 것이라는 기대를 내비치지 않는다면 그녀는 마음 놓고 바라는 행위를 하고 자신의 느낌을 드러낼 수 있게 된다. 이처럼 아무런 제약도 방해도 받지 않고 성적인 느낌을 표현할 수 있을 때 그녀는 새로운 차원의 엑스터시를 경험하는 것이다.

섹스에 관해 이야기하기

파트너에게 최고의 만족을 가져다주는 것이 무엇인지 알고 싶다면 확실하고 분명한 피드백이 필요하다. 아무 때나, 당신과 파트너가 특별히 섹스에 대해 부정적인 느낌에 사로잡혀 있지 않을 때 한 30분 정도 시간을 내어 서로의 성적 경험에 대해 이야기를 나누는 것도 좋은 방법이다. 사실 부부들은 몇 년에 한 번씩은 이런 대화를 하는 것이 바람직하다. 당신이 필요한 정보를 얻어 낼 수 있는 질문을 몇 가지 들어 보았다.

- 당신은 나와의 섹스에서 어떤 점이 마음에 들어요?

- 내가 그렇게 하면 어떤 느낌이 드나요?

- 성관계를 좀 더 자주 갖기를 원하나요?

- 섹스는 일주일에 몇 번 정도가 적당하다고 생각하나요?

- 내가 전희에 좀 더 많은 시간을 들이기를 바랄 때가 있나요?

- 가끔은 전희에 들이는 시간을 좀 줄였으면 할 때도 있소?

- 다음에 섹스를 할 때 내가 특별히 해주기를 바라는 것이 있소?

- 당신은 원하는 새로운 애무 방식이 있나요? 있다면 어떻게 하는 것인지 내게 좀 보여줄래요?

- 내가 당신에게 시도해 보았으면 하는 특별한 방법이 있소?

- 우리가 한 번도 해보지 않은 것 중에서 해보고 싶은 것이 있나요?

- 섹스를 할 때 내가 늘 하는 행위 가운데 시간이나 횟수를 좀 더 늘렸으면 하고 바라는 것이 있나요?

당신이 배우자와 성생활을 하지 않거나 완전한 만족을 얻지 못하고 있다면 이런 대화를 해보는 것도 좋지만 부정적인 감정이나 비난, 불만 등은 조심스럽게 한쪽으로 비켜 놓도록 주의한다. 섹스에 관한 대화는 매우 민감한 것이다.

우리가 잠자리에 대해 갖는 욕구를 말하기 어려운 것은 배우자가 실망하는 것을 원치 않기 때문이기도 하지만, 동시에 그런 말을 할 때 느낄 거북함이 싫기 때문이다. 배우자의 이런 질문에 대답할 때는 당신이 욕구불만을 갖고 있으며 더 많은 것을 요구하는 듯한 인상을 주지 않도록 조심해야 한다.

스스로 공정하다고 느껴지지 않는 일은 하지 말라. 설령 당신이 좋아하는 것에 상대방이 거부감을 갖더라도 거기에 대해 일방적인 판단을 삼가고 상대방의 감정을 받아들이는 자세가 무엇보다도 중요하다.

또 별로 재미없거나 심지어 불쾌한 감정까지 드는 어떤 행위를 상대방이 원하는 경우에도 개방적인 마음을 갖도록 노력하라. 그럴 때는 이렇게 말하면 된다.

"지금 당장은 내 수용 한도를 초과하는 느낌이지만 꼭 고려해 볼게요."

당신에게 정말로 중요하다고 여겨지는 것을 상대방에게 알리는 방법은 우연히 섹스에 관한 대화를 주고받게 될 때마다 부드럽게, 당신이 그것을 요구하고 있다는 인상을 주지 않으면서 호의적으로 그 이야기를 슬쩍 비치는 것이다. 멋진 섹스의 비결은 당신이 가진 강점을 키워나가는 것이지 당신이 갖지 못한 것이나 두 사람의 문제에 초점을 맞추는 것이 아니다.

내 강의를 듣고 나서 섹스에 대해 갖고 있던 잘못된 고정관념에서 벗어나 사랑하는 사람과 진정으로 섹스의 즐거움을 함께 나눌 수 있게 되었노라고 말한 사람이 수없이 많다.

다음 장에서는 섹스의 열정과 활기를 유지하는 데 일부일처의 정상적인 결혼생활이 얼마나 큰 도움이 되는지 알아보자.

11. 열정적 결혼, 따분한 결혼

어떤 사람들은

평생토록 한 사람하고만 성관계를 갖는다는 것은 생각만 해도 재미없고 따분하다고 여긴다. 그들은 좀 더 자극적인 것을 원한다. 그러나 섹스가 기계적인 일상사로 전락하지 않도록 하는 길을 당신이 알고 있다면 일부일처의 정상적인 결혼생활이 따분해질 이유가 없다. 세월이 흐르면서 섹스에 대한 느낌은 변화를 거듭할 수 있으며 열정은 오히려 더 깊고 강렬해질 수 있다.

나는 우리 부부의 행복한 결혼생활의 비결이 서로에게 갖고 있는 성적 신뢰감에 바탕을 둔 것임을 믿어 의심치 않는다. 대부분의 남자들은 오직 한 여자와만 관계를 가져야 하는 결혼생활이 왜 그토록 중요한지 깨닫지 못한다.

결혼이야말로 여자가 누군가에게 특별한 존재이며 사랑을 받고 있

다는 확신을 갖게 하는 것임을 남자들이 본능적으로 이해하기란 어렵
다. 여자는 사랑받고 있다는 믿음 없이는 남자에게 지속적으로 마음을
열지 못한다. 신뢰감은 여자가 한 남자에게 변함없이 열중하는 데 없어
서는 안 되는 것이다.

> 여자가 파트너에 대한 성적 흥미를 지속하는 데는 그에 대한
> 신뢰감이 필수적이다.

남자는 매력 있다고 여겨지는 여자에게 쉽사리 성적 흥분을 느낀
다. 하지만 그런 이끌림은 그리 오래 가지 않는다. 남자는 여자를 사랑
하는 것만으로는 충분치 못하다. 그가 여자에게 지속적으로 성적 흥분
을 느끼려면 상대방도 자기에게 매력을 느끼고 마음을 주고 있다는 느
낌이 필요하다. 그는 자기가 그녀를 행복하게 해줄 수 있을 것 같은 느
낌을 원하는 것이다.

처음에는 그토록 열정적이었는데

남녀관계가 처음 시작될 때 여자가 남자의 눈을 들여다보다가 슬며시
시선을 돌리면 남자는 그 눈빛에서 자기가 그녀를 행복하게 해줄 수 있
는 사람이라는 암시를 받는다. 그 눈빛에서 남자는 용기를 얻어 거절당
할지 모르는 위험을 무릅쓰고 그녀에게 적극적으로 접근한다.

그 후 남자가 몇 번에 걸쳐 그녀를 실망시키면 여자는 더 이상 그런
눈빛으로 그를 바라보지 않게 되고 그러면 그는 자기가 그녀를 행복하

게 해줄 수 있다는 느낌을 받지 못한다. 어느 순간 갑자기 혹은 자기도 모르게 서서히 그들의 관계에서 열정이 사라진다. 그는 그녀를 사랑할지는 모르나 이제 더 이상 그녀의 매력에 이끌리지는 않는다.

그는 어쩌면 다른 여자와의 섹스를 꿈꿀지도 모르고 결국에는 그런 의도나 관심을 그냥 억누르는 쪽으로 결론을 내릴지도 모른다. 그는 여전히 일부일처 제도를 따르고 있지만 그들 부부관계에는 이미 열정이 없다.

열정이 죽어 버린 관계 속에 죄수처럼 갇혀서 남은 인생을 보내고 싶은 사람은 아무도 없을 것이고, 요즘은 그런 선택을 하는 사람을 더더욱 찾아보기가 어려워졌다. 침실이나 침실 밖의 일상생활에서 관계를 가꿔 나가기 위한 고도의 기술을 터득하고 활용함으로써 당신은 열정이 살아 숨 쉬고 성생활이 날로 좋아지는 경험을 하게 될 것이다.

열정의 밀물과 썰물

남녀 사이의 열정이 파도처럼 오르내림을 반복하는 것은 지극히 건강하고 자연스러운 현상이다. 배우자에 대한 사랑이 1년 365일 한결 같을 수는 없는 것처럼 성적인 매력 또한 가끔은 시들해질 때가 있게 마련이다.

배우자에 대한 사랑도 때로 지칠 때가 있듯이 성적인 매력에도 오르내림이 있다.

당신이 배우자에게 성적 매력을 느끼지 못하는 것은 마치 구름 낀 날에는 햇빛이 비치지 않는 것과 같은 이치이다. 흐린 날이라고 태양이 거기에 존재하지 않는 것은 아니다. 단지 일시적으로 가려져 있을 뿐이다. 구름 낀 날이란 바로 유혹이 우리 마음의 문을 두드릴 때이다. 배우자에 대한 성적 매력이 무엇엔가 가로막혀 있을 때 우리는 다른 곳으로 눈을 돌리게 된다.

이상적으로 말해 당신의 부부관계에 열정이 되살아나게 하고 싶다면 그런 환상에 빠지지 않는 것이 최선이다.

나 역시 때로 다른 여자에게 성적으로 이끌리곤 한다. 그렇다고 아내를 사랑하지 않는 것은 아니다. 그것은 단지 성적 매력의 대상이 아내에게만 국한되어 있지는 않다는 의미일 뿐이다. 남자의 정욕이 오직 아내라는 한 방향으로만 흐르는 데는 몇 년의 세월이 필요하다.

남자가 유혹을 받을 때

다른 여자에게서 성적인 매력을 느끼는 자신을 발견할 때 나는 이렇게 생각한다.

'모든 것이 제 기능을 하고 있다니 기쁘군.'

그러면서 나는 생각의 방향을 얼른 반대쪽으로 돌리면서 자신에게 이렇게 말한다.

"제임스, 집으로 가는 거야."

이것이 이른바 '페니스 길들이기!'이다.

다른 여자에게 성적인 매력을 느끼는 것 자체를 한 번도 나쁘다고 생각한 적은 없지만 단지 그 성적 흥분을 아내에게 오롯이 가지고 간다. 집에 도착해 그 느낌이 사라지고 없으면 나는 아내가 내게 특별한 존재로 사랑받고 있다는 행복감에 젖을 수 있도록 내가 가진 고도의 기술을 사용해야 할 때라고 생각한다. 그러면 서서히 흥분이 되살아난다.

성적인 느낌을 다스리고 그럴 때마다 그 방향을 아내에게 돌리는 방법으로 나는 아내에 대한 성적 관심을 한층 높여 간다. 그리고 아내와 멀리 떨어져 있을 때 내 감정을 제어함으로써 섹스에 대한 자제심을 키울 수 있다.

남자가 욕정을 다스릴 때

남자가 열정을 느끼면서 동시에 그것을 다스릴 수 있을 때 여자는 비로소 섹스에 대한 금지와 심리적 억제를 벗어 던지고 자신의 열정을 느낀다. 남자가 열정을 제어할 능력을 갖게 되면 파트너에게 더 큰 만족을 안겨 줄 뿐만 아니라 그도 더 높은 차원의 성적 기쁨과 사랑을 경험하게 된다.

> 남자가 열정을 느끼면서 이를 제어할 수 있을 때 여자는 비로소 성에 대한 심리적 억제에서 벗어나 자기 속에 감추어져 있던 열정을 느낀다.

남자의 성적 제어력이란, 원할 때는 언제라도 오르가슴에 이를 수 있지만 자신의 성욕을 조절하면서 파트너의 성적 흥분을 서서히 높여 나갈 수 있는 능력을 말한다.

격렬하고 거리낌 없는 섹스를 위하여

성적 제어력은 비단 침실에만 국한되는 것이 아니라 세상으로 확대된다. 남자가 성적 감수성을 잃지 않으면서도 성욕의 출구를 오직 배우자에게만 돌릴 때 이러한 제어력은 그녀에게 결정적인 영향을 미친다.

혼외정사의 가능성이 유혹의 손길을 뻗칠 때마다 결혼의 약속을 지킴으로써 남자는 아내가 그를 신뢰하면서 섹스를 더욱 즐길 수 있는 토대를 마련하게 된다.

다른 여자에 대한 성적 환상에 자신을 내맡기지 않음으로써 그는 자신의 정력을 제어할 수 있고 흥분에서 사정까지의 시간을 자유자재로 조절하면서 배우자에게 만족을 줄 수 있게 된다. 물론 다른 생각이나 느낌이 그의 마음을 스쳐 갈 수는 있겠지만 그가 아내의 존재를 의식하는 한 열정과 제어력을 함께 지속시킬 수 있다.

발기 지속시간은 얼마든지 길게 잡을 수 있는데 정열이 별로 없는 남자들이 있다. 반대로 걷잡을 수 없는 열정으로 쉽사리 성적 흥분에 휩싸이지만 제어력이 떨어져 시작하자마자 끝내 버리는 남자들도 있다. 그들이 사정을 하고 오르가슴에 이르더라도 그것은 국소적인 느낌일 뿐 몸 전체로 퍼지는 광범위한 극치감은 아니다.

양극 섹스 기법을 활용해 남자의 제어력을 키워 발기 지속시간을 늘리는 방법이 있지만 열정이 꺼지지 않는 일부일처의 결혼을 바람직하게 이끌어 가다 보면 자연히 제어력도 붙을 것이다.

남자의 지속력을 키우려면

여자가 심리적 억제감을 풀고 감추어져 있던 열정을 불태우는 데는 남자의 도움이 필요하듯이 여자가 그의 사랑과 애무에 몸과 마음을 완전히 열고 그를 믿는 것은 남자가 제어력을 유지하는 데 큰 도움이 된다.

여자가 남자에게 전적으로 몸을 내맡기고 그의 몸을 기꺼이 받아들일 때 그는 열정과 제어력을 함께 유지할 수 있다. 여자가 그의 애정 어린 손길을 편안하게 받아들이고 기쁜 마음으로 즐길 때 남자의 발기 지속력은 강화된다. 받을 사람이 자세를 갖추고 있어야 줄 수 있는 것이다.

그러나 만일 여자가 의도적으로 그를 조종하려 하거나 억지로 흥분을 유지시키려고 애쓴다면 그것은 오히려 역효과를 낳는다. 남자가 여자의 성적 흥분을 고조시키고 쾌감을 안겨 주는 일에 관심을 모으고 있을 때 여자가 그 행위에 탐닉하기보다 자기 쪽에서도 그를 흥분시키려고 애쓴다면 그녀에게로 향하던 에너지의 흐름이 장애물에 가로막혀 미처 때가 무르익기도 전에 그가 오르가슴으로 치달을 수도 있다.

여자가 보이는 성적인 반응이 그를 자극하기 위한 의도적인 수단이 아니라 그의 사랑에 대한 무의식적이고 자연발생적인 응답일 때 남자는 제어력을 유지하면서 열정을 키워 나갈 수 있다. 그러나 그것이 그의 능숙한 애무에 대해 진심에서 우러나는 반응이 아니라면 오히려 그가 자제력을 잃고 너무 흥분해 버릴 수도 있다. 그럴 때 남자가 급속하게 흥분하여 성급히 사정해 버리거나 거꾸로 흥미가 싹 달아나는 경우도 있다. 어느 쪽이든 그는 왜 그런 일이 일어났는지 영문을 모를 것이고 그녀도 마찬가지이다. 어쨌든 그의 애무에 대해 실제보다 과장된 반응을 보이는 것은 결과적으로 역효과를 낳을 뿐이다.

마음에서 우러난 열정은 최고의 자극

어느 날 오후 도널드와 카니는 기억에 남을 만큼 멋지고 환상적인 섹스를 경험했다. 도널드는 너무나 좋았다고 아내에게 말했다. 특히 그는 아내가 자기 위로 올라왔을 때 굉장히 좋았다고 했다. 그는 자기가 아내를 미칠 듯한 격정으로 몰아넣었음을 느꼈고 그녀가 마음껏 격정을 표현하는 동안 가만히 누워만 있으면 되었다.

이틀 후 다시 그들이 잠자리를 가지면서 카니는 지난번과 똑같은 행동을 하기 시작했다. 그녀가 이틀 전에 도널드에게 말할 수 없는 기쁨을 주었던 그 행위를 똑같이 되풀이했는데 이번에 그는 웬일인지 흥미가 일지 않았다.

그는 처음에는 무엇이 문제인지 알 수가 없었다. 그러나 잠시 후에 그가 깨달은 사실은 이틀 전에는 그녀의 행동이 격정에서 우러난 자발적인 것이었지만 지금은 그를 흥분하게 하려는 의도적인 행위라는 점이었다. 겉으로는 열정적인 듯한 그녀의 행위가 상호 작용에 의한 자연스러운 반응이라기보다 그에게 또다시 기쁨을 주려는 의도에서 비롯된 하나의 시도였던 것이다.

아마 그녀는 순수한 마음에서 남편이 좋아했던 행동을 했을 것이다. 남편과 이야기를 나눈 카니는 남편에게 최고의 성적 자극은 그녀의 솔직하고 자연스러운 성표현임을 알게 되었다. 이러한 인식은 그녀로 하여금 자기 내면에서 우러나는 진정한 느낌에 귀 기울이도록 하였다.

남자의 흥분 가라앉히기

여자가 오르가슴에 이를 준비가 안 되었는데 남자가 먼저 극치기로 치달을 것 같은 느낌이 들면 그는 흥분을 조금 가라앉히고 그녀의 흥분을 고조시키는 데 관심을 기울여 쉽게 제어력을 회복할 수 있다. 자신에 대한 성적 자극을 멈추게 하고 오로지 그녀의 쾌감에 두 사람 모두 관심을 집중하는 것이다. 그녀가 그보다 더 많은 쾌감을 얻으면서 그는 다시 제어력을 회복한다.

섹스 중일 때는 남자가 굳이 그녀에게서 몸을 빼지 않더라도 손으로 그녀의 클리토리스를 자극함으로써 그동안 한숨 돌리고 속도를 조절할 수 있다. 때로는 그녀를 위로 올라오게 한 다음 잠시 엉덩이를 잡아 그녀에게 움직임을 멈추라는 뜻을 전하는 방법도 있다. 여자가 자기 쾌감에 탐닉하게 되면 남자는 비로소 마음을 느긋하게 먹고 자제력을 되찾는다.

속도 늦추기

남자들은 섹스할 때 일단 여자의 몸 속에 들어가면 그 다음은 멈추지 않고 계속 상하운동을 하거나 더 깊숙이 성기를 삽입해야 남자답다고 생각한다. 그러나 사실은 그와 정반대이다. 여자는 남자를 흥분으로 몰아넣어 그가 자제력을 잃기 시작할 때 가장 큰 흥분을 느낀다. 여자에게 이것보다 더 훌륭한 최음제는 없다. 남자가 어쩔 수 없이 잠시 움직임을 멈추고 한숨 돌릴 때 여자는 자기가 그를 흥분시켰다고 느끼며 그의 그런 행동이 자기를 배려한 것이라고 생각한다. 열정과 쾌감의 정도를 그녀에게 맞추기 위해 자기 속도를 늦출 수 있다는 사실은 그가 놀라운 자제력과 기술을 지녔다는 증거이며 이는 여자의 쾌감을 증폭시킨다.

남자는 흥분기에서 고조기에 이르는 동안 쉼 없이 속도와 강도를 더해 가지 못하면 자신의 정력이 형편없고 기술이 부족한 탓이라고 흔히 생각하지만 이는 여자를 이해하지 못한 데 따른 오해이다. 여자는 남자가 자기와 보조를 맞추기 위해 속도를 늦출 수 있다는 것은 그만큼 통제 능력이 뛰어나다는 증거로 받아들여 오히려 즐거워한다.

성적 흥분이 한껏 고조되어 자칫 여자보다 먼저 오르가슴에 이르게 될 것 같으면 삽입 상태에서 행동을 멈추고 잠시 가만히 있거나, 몸을 빼고 그녀의 성감대를 자극하는 것이 좋다.

남자가 피스톤 운동을 계속하다가 자제력을 잃기 시작할 때 대체로 여자의 성감은 그를 따라잡지 못하고 있다고 보아도 틀림없다. 때로는 그녀가 그의 기분에 맞추려고 과장된 성 반응을 보일 수도 있으며, 또 자신의 쾌감을 그의 수준만큼 끌어올려 함께 절정에 이르기 위해 다급한 마음으로 움직임에 박차를 가하는 경우도 있다. 이렇게 되면 남자의 사정은 초읽기에 돌입한다. 그리고 이런 상황이 벌어지면 남자나 여자나 그리 좋은 기분은 아닐 것이다.

누구든 실수할 때가 있고 매번 완벽한 섹스를 기대할 수는 없다. 남편이 아내보다 먼저 절정에 이르는 일이 가끔 있다면 그것을 특별히 언짧아하거나 유감스럽게 생각하는 대신 다음에는 틀림없이 그녀의 오르가슴이 먼저 오도록 해야겠다고 마음속에 새겨 두면 된다.

마치 농담처럼 이렇게 말하는 것도 괜찮을 것이다.

- 당신에게 한 번 빚진 걸로 하지.
- 오늘밤은 당신이 나를 너무 흥분시켜서 도저히 참을 수가 없었소. 다음 번에는 꼭 당신이 충분히 만족할 수 있도록 해줄게.
- 사랑해, 여보. 요 다음은 당신을 위해서 봉사하는 시간이 될 거야.

이 정도 했으면 더 이상 이러쿵저러쿵 얘기하지 말고 아무렇지도 않게 행동하는 것이 최상책이다. 남자가 그 일로 기분이 좋지 않거나 우울해 보일 때 여자는 별 문제가 아니라는 듯 천연스레 굴거나 그를 잠시 그냥 내버려두는 것이 좋다. 그러나 그녀가 오르가슴의 문턱에서 좌절된 데 크게 실망했거나 도저히 중간에서 포기할 기분이 아니라면 그의 도움을 받거나 마스터베이션을 해서 절정의 쾌감을 맛보면 될 것이다.

발기가 잘 되지 않을 때

남자는 성적 흥분을 가누지 못하고 자제력을 잃기도 쉽지만 또 마음먹는다고 곧바로 발기가 가능한 것도 아니다. 그러나 상황은 다르지만 해결책은 한 가지다. 그럴 경우 남자는 자기보다는 여자의 쾌감에 관심을 집중해야 한다. 파트너가 점점 흥분하여 모든 심리적 억제를 벗어 던지기 시작하면 남자는 제어력을 되찾게 된다. 이런 상황에서 부부들이 흔히 저지르는 실수는 마치 남자에게 무슨 문제가 있는 듯이 신경을 곤두세우는 것이다. 여자가 그의 남성을 일으켜 세우려고 의식적인 노력을 하면 할수록 상황은 점점 더 나빠진다.

발기가 잘 되지 않거나 자제력을 유지하는 데 어려움을 느낀다면 남자는 자신보다 파트너의 성감을 높이는 데 관심을 쏟아라.

때로 전문가를 찾아 조언을 구하는 것도 도움이 되겠지만 그런 일이 있을 때는 남자의 조절 능력 부족을 문제 삼지 말고 우선 여자가 그의 사랑을 받고 있다는 느낌을 나타내려고 노력하는 것이 최선책이다. 성기의 발기상태와는 상관없이 당분간 여자의 만족에 관심을 기울이는 것이다.

남자의 성기가 발기되지 않더라도 두 사람은 얼마든지 성적인 만족감을 나눌 수가 있다. 문제는 여자가 흥분하도록 남자가 어떤 기술을 사용하느냐이다. 그러다 보면 자연히 남성의 성기에 다시 힘이 붙기 시작할 것이다.

섹스가 아무 감정 없이 기계적인 것으로 전락하지 않도록 하는 것이 중요하지만 성의 기초적인 테크닉을 구체적으로 알아 놓는 것도 그에 못지않게 중요하다.

다음 장에서는 서로 다른 남녀의 생물학적 구조와 그에 따른 성적 자극방법의 차이를 알아보기로 하겠다.

12. 성 해부와 오럴 섹스

클리토리스에 대한 자극이 열쇠이다. 클리토리스가 크기도 작고 자칫 지나치기 쉬운 위치에 있기 때문에 먼저 여성의 해부학적 구조와 그 용어를 간략히 알아보는 것이 좋을 듯하다.

'음문(陰門, vulva)'이란 대음순, 소음순, 클리토리스, 그리고 질 입구를 모두 포함하는 여성 외부 생식기 전체를 일컫는 말이다.

대음순은 마치 한 쌍의 입술 모양을 하고 있다. 대음순 안쪽에는 그보다 작고 역시 입술처럼 생긴 소음순 한 쌍이 맞닿아 있다. 이 두 쌍의 음순에는 미세 신경이 거미줄처럼 퍼져 있어 섬세한 자극이 가해지면 여성에게 대단한 쾌감과 만족을 제공한다.

음순의 아래쪽 끝에 남성의 페니스가 여성의 몸 속으로 삽입되는 통로인 질(膣, vagina)이 있고 음순의 위쪽 끝에 클리토리스가 있다. 클

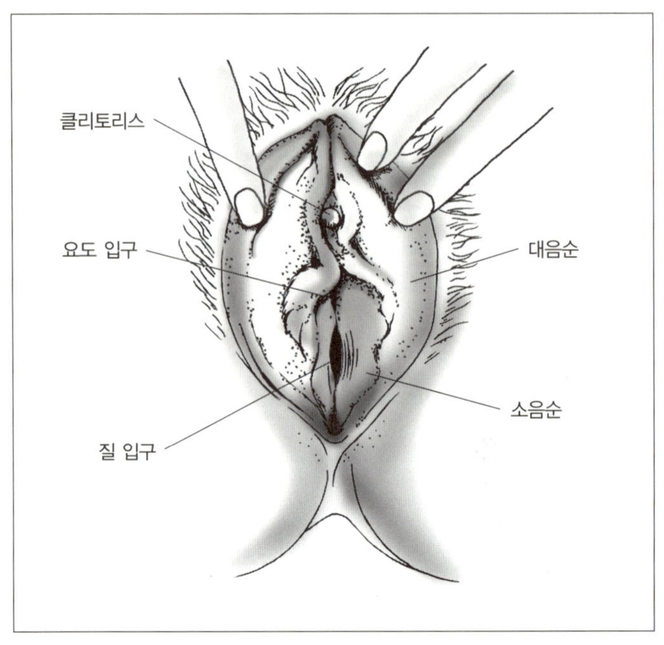

리토리스는 아주 작을 뿐 아니라 남성에게는 없는 신체 기관이기 때문에 남자는 그곳에 대한 자극이 여자의 성감을 얼마만큼 고조시키는지 이해하지 못한다. 쉽게 말해서 남자는 아래로 내려가기 전에 먼저 위로 올라가야 한다는 것만 명심하면 된다.

남자는 남쪽으로 가기 전에 먼저 북쪽으로 가야 한다는 것을 명심하라.

클리토리스 자극하기

클리토리스는 주름진 피부에 부분적으로 덮여 있다. 여자가 성적으로
흥분하면 클리토리스가 크게 부풀면서 딴딴해진다. 그리고 마치 남성
의 페니스처럼 커지면 커질수록 애무를 열렬히 갈망하게 된다.

여자의 성적 흥분이 서서히 고조되기 시작하면 남자는 손가락 몇
개로 클리토리스 위쪽을 지그시 눌렀다 뗐다 하면서 피부에 덮인 클리
토리스를 완전히 드러나게 하여 자극의 강도를 더해 갈 수 있다. 하지
만 이러한 동작은 아주 조심스럽게 해야 한다. 만일 클리토리스를 자극
하는 타이밍이 이르거나 너무 세게 누르면 그녀가 오르가슴에 이를 태
세가 되어 있었더라도 실패로 돌아갈 가능성이 있다. 너무 센 압박은
일시적으로 그녀의 감각을 마비시킬 수도 있다.

그러므로 남자는 그곳을 깃털처럼 가벼운 손길로 애무해야 하는
것이다. 만일 여자가 좀 더 강한 자극을 원한다면 골반을 조금 위로 들
어 올리거나 자기 손을 그의 손 위에 놓고 눌러 주면서 자신의 욕구를
전할 수 있다.

클리토리스 애무하기

여성의 성감대를 애무하면서 남자는 때때로 그 방식을 바꾸어 볼 필요
가 있다는 것을 명심해야 한다. 매번 같은 손가락을 사용하기보다는 가
끔 바꿔 보기도 하고 한 손가락에서 두 개, 세 개로 늘려 보라. 때로는
손바닥으로 부드럽게 아래에서 위로 쓸어 보는 방법도 좋다.

또는 아예 베개를 갖고 남쪽 아래로 옮겨 15분 정도 그곳에서 보내는 것도 괜찮다. 이렇게 느긋한 마음과 시간 여유를 갖고 다음의 방법을 실행에 옮겨 보라.

처음에 허벅지 안쪽에서 시작해 서서히 음순까지 거슬러 올라간다. 손가락으로 가만히 음순을 어루만지다가 질에서 분비된 윤활액을 손끝에 묻혀 클리토리스로 가져간 다음 원을 그리듯이 천천히 돌린다. 마찰로 아픔을 주지 않도록 반드시 매끄러운 애액을 이용해야 한다는 점을 잊지 마라. 리듬을 타면서 부드럽게 위아래로, 앞뒤로 움직여라.

손의 움직임을 그녀의 호흡에 맞추어 보라. 그녀의 흥분이 고조되면 속도를 빠르게 하다가 다시 늦추고, 당겼다 늦췄다를 적절히 반복한다. 갈 데도 없고 누가 쳐들어올 리도 없으니 서두를 이유가 없지 않은가. 만일 그녀가 손으로 당신의 페니스를 애무하고 있다면 그녀와 보조를 맞추는 것도 좋다.

원을 그리되 시계 방향으로 하다가 그 반대 방향으로, 또는 큰 원에서 작은 원으로 변화를 주어 본다. 그런 다음에는 크게 나선을 그리며 외음부 전체로 넓게 퍼져 나가다가 클리토리스를 중심으로 점점 작게 오므라들게 한다.

클리토리스를 감싸고 있는 피부를 젖힐 때는 곧바로 클리토리스를 자극하지 말고 위에서 클리토리스 쪽으로 서서히 내려오면서 부드럽게 어루만지는 것이 좋다. 전혀 조리에 맞지 않는 듯한 다양한 동작이 그녀에게는 더 자극적일 수 있다.

그러나 어떤 행위를 하더라도 항상 그녀의 반응에 귀를 기울여야 한다. 그래야 어떤 애무가 가장 효과가 좋은지 어떤 자극을 좀 더 주어야 할지 알 수 있다. 다양한 행위를 스스로 즐겨 보라. 아무리 효과적인 애무 방법이라도 한 가지만 계속한다면 곧 질리고 만다. 그러나 일단 그녀의 성적 흥분이 상승 곡선을 그리기 시작했으면 그때부터는 일정한 자극을 멈추지 말고 계속 주는 것이 쾌감을 높이는 데 바람직하다.

여성의 성적 흥분이 일단 상승 곡선을 그리기 시작했다면 그때부터는 너무 산란한 애무보다는 일정한 자극을 지속적으로 가하는 것이 쾌감을 높이는 데 도움이 된다.

클리토리스를 애무할 때는 마치 알파벳을 쓰는 듯한 느낌으로 손끝을 정교하게 움직이는 것이 좋다. 어떤 글자를 쓸 때 반응이 가장 좋은지 관찰해 보라.

손가락이 피곤해지면 잠시 놀리고 혀를 사용해 보라. 그녀가 너무나 좋아할 것이다. 손으로 하는 애무와는 전혀 다른 느낌을 줄 것이며 특히 성적 흥분이 고조되기 시작했을 때 혀를 사용하면 그녀는 걷잡을 수 없는 쾌감에 휩싸일 것이다.

여성을 위한 오럴 섹스

내가 여자에게 처음으로 오럴 섹스를 해주었던 기억이 지금도 생생하다. 그때 나는 아홉 해에 걸친 수도생활에 종지부를 찍고 처음으로 어떤 여자와 육체관계를 갖게 되었는데 어느 정도 분위기가 무르익자 그녀가 내게 말했다.

"오, 내 몸 안에 들어오기 전에 당신이 혀로 클리토리스를 핥아 준다면 좋겠어요. 그렇게 하면 너무 기분이 좋거든요."

나는 완전히 쇼크를 받았다. 클리토리스를 혀로 핥으라는 그녀의 말이 자꾸만 귓전에 앵앵거렸다. 그 전까지 나는 여자에게 오럴 섹스를 해준다는 것은 꿈도 꾼 적이 없었고 그런 것이 있는지도 몰랐다.

나는 그때의 느낌을 아직도 또렷이 기억하고 있다. 그것은 마치 크게 숨을 들이쉬고 처음으로 수영장 물 속 깊은 곳까지 내려갔을 때의 기분과 같았다. 나는 그렇게 하면 너무 기분이 좋다는 그녀의 말을 떠올리며 용기를 냈다.

일단 아래로 내려간 나는 혀로 여자에게 굉장한 즐거움을 줄 수 있다는 사실을 알았다. 그녀는 말할 수 없이 좋아했고 그 후에 내가 만난 여자들도 다르지 않았다. 내 말은 여자들이 언제나 오럴 섹스를 원한다는 뜻이 아니라 때때로 남자가 그녀에게 오럴 섹스를 해주는 것을 고마워한다는 뜻이다. 여자가 건강하고 청결하게 성기를 관리하는 한 질 분비액은 위생상 아무 문제가 없다는 것을 알면 남자는 좀 더 유쾌한 마음으로 오럴 섹스를 할 수 있을 것이다. 실제로 극동지역에서는 한때 여성의 질 분비액을 불로장생의 신약으로 여긴 적도 있었다.

하지만 그래도 분비액을 핥는 것이 왠지 께름칙하다면 질구에는 혀를 대지 말고 자기 침을 이용해 클리토리스를 애무할 수 있다.

오럴 섹스도 손으로 하는 애무와 같은 방법으로 하면 된다. 차이점이 있다면 혀를 사용하기 때문에 여자에게 더할 나위 없이 부드럽고 매끄러운 느낌을 줄 수 있다는 것이다. 색다른 느낌을 위해서 입술로 클리토리스를 가볍게 물고 혀로 핥거나, 부드럽게 마사지하듯 혀끝을 그

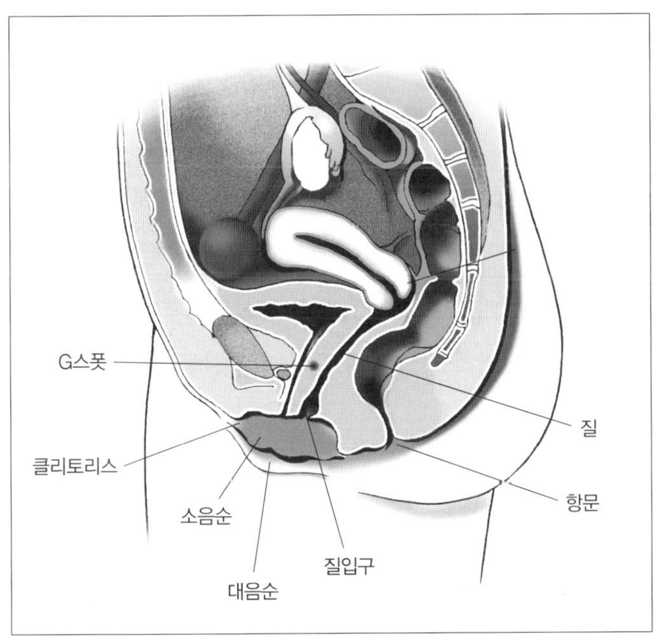

위에 대고 돌릴 수도 있다.

때로는 입술이나 혀로 클리토리스를 애무하면서 손가락을 한두 개쯤 질 속에 밀어 넣어 천천히 안팎으로 움직여 보라. 이렇게 그녀의 몸 속으로 들어간 다음에는 질 입구에서 2인치 정도 들어간 곳에 있는, 등보다는 배 쪽에 가까운 G스폿을 자극할 수 있을 것이다. 이러한 자극은 그녀의 성 경험에 새로운 만족을 제공한다.

너무 기교에 얽매이다보면 섹스가 도식 행위로 전락할 위험이 있다. 남자가 G스폿을 자극할 때 여자는 그에 걸맞은 성 반응을 보여야 할 것 같은 심리적 부담을 느낄 수도 있다. 하지만 중요한 것은 언제나 클리토리스라는 점을 잊지 마라.

남성을 위한 오럴 섹스

오럴 섹스는 여자가 자기 사랑을 직접적으로 남자에게 표현할 수 있는 몇 가지 방법 가운데 하나이다. 그것은 여자가 남자에게 주는 아름다운 사랑의 선물일 수도 있고, 그저 불쾌한 기분만을 남기는 경험일 수도 있다. 오럴 섹스에 대해 여자들이 염려하는 몇 가지 기본적인 문제만 해결되면 그들은 사랑하는 남자에게 특별한 선물을 주는 이 행위를 즐길 수 있다.

첫 번째 문제점은 어쩌면 세상 모든 남자들이 공통적으로 갖고 있는 것처럼 보인다. 내가 어디에서 세미나를 열든 서로 다른 문화권에서 사는 여성들이 하나같이 제기한 불만이 바로 남자가 오르가슴에 이르기 직전에는 오럴 섹스를 하고 싶지 않다는 것이었다.

또 오럴 섹스를 원하는 남자가 여자의 머리를 양손으로 잡고 자기 사타구니로 가져가는 것을 매우 불만스러워했다. 이런 행동은 여자에게 유쾌한 기분을 주지 않는다. 남자가 그런 행위를 하기 전까지 여자는 그에게 사랑의 선물을 주고 있다고 생각한다. 그러나 그녀의 머리를 억지로 아래로 밀어 넣음으로써 오럴 섹스는 더 이상 선물이 아니며 그가 그녀에게서 빼앗아가는 것이 된다.

여자가 즐거운 마음으로 선물을 줄 수 있으려면 그는 손을 얌전히 옆으로 놓고 그녀의 행동을 부추기지 말아야 한다. 오르가슴의 순간 남자가 어떤 힘을 발휘하는지 그 자신은 모른다. 그것은 마치 번개가 그를 꿰뚫고 지나가는 것과 같은 힘이어서 여자가 기겁을 할 수도 있다.

여자들의 또 다른 불만 가운데 하나는 오럴 섹스를 하다가 남자가 여자의 입 안에 사정을 하는 경우 그녀가 정액을 삼키기를 바란다는 것이다. 물론 그래도 상관없지만 그녀가 싫다고 해도 실망해서는 안 된다. 그것은 어디까지나 그녀가 결정할 문제이지 강요할 일이 아니다. 그녀가 그의 요구에 응해야 할 이유는 없는 것이다.

어떤 전문가들은 에이즈 바이러스에 감염될 수도 있으므로 남성의 정액을 삼키는 것을 위험부담이 큰 행위라고 생각한다. 남자는 파트너의 그런 감정에 귀를 기울이고 존중해 주어야 한다. 그러나 만일 남자가 에이즈 따위와 무관하고 건강하다면 정액을 삼키는 것은 건강에 아무런 문제가 되지 않는다.

오럴 섹스를 할 때 흔히 일어나는 또 한 가지 문제는 계속 입을 크게 벌림으로써 여자들이 턱에 느끼는 뻐근함이다. 남자의 페니스를 입 안 깊숙이 넣었다 뺐다를 반복하면 잠시 후 턱이 아파 올 것이다. 남자가 쾌감으로 신음하는 동안 여자도 역시 신음한다. 고통으로!

고통 없는 오럴 섹스

여자에게 오럴 섹스는 매번 능동적이고 적극적으로 행해지는 것이어야 한다. 남자를 기쁘게 하려고 그녀가 고통을 참을 필요는 없다. 어떻게 하느냐에 따라 오럴 섹스는 여자에게도 편안하고 기분 좋은 행위가 될 수 있다.

여자의 턱이 뻐근해질 때쯤이면 아마 남자는 보나마나 고개를 뒤로 젖히고 눈을 감은 채 머리를 좌우로 돌리며 쾌감으로 신음하고 있을 것이다. 남자의 이와 같은 성 반응을 확인한 후 여자는 입에서 페니스를 가만히 꺼내 잠시 턱을 쉬게 하면서 대신 손을 쓴다. 그는 아마 차이를 느끼지 못할 것이다.

얼마쯤 지나면 그가 뭔가 느낌이 달라졌다는 것을 알아차리고 고개를 들어 그녀가 무엇을 하고 있는지 보려고 할 것이다. 그때 페니스를 다시 입에 넣으면 남자는 황홀한 느낌으로 되돌아갈 수 있다.

마찰과 압박

남자의 성기를 자극하는 방법은 기본적으로 두 가지가 있는데, 마찰과 압박이다. 마찰은 페니스를 위아래로 문지르는 행위이며 압박은 손으로 잡고 꽉 쥐었다 놓았다 하는 것이다. 손으로 페니스를 쥔 상태에서 리드미컬하게 위아래로 문지르면 여자가 남자의 위로 올라가 성기 부분을 지그시 누르며 몸을 움직이는 것만큼이나 그의 성감을 돋운다.

주요 성감대인 페니스에 대한 여성의 애무는 대체로 어떤 방식이든 남자를 기분 좋게 하지만 쾌감으로 그를 미칠 듯하게 만들 수 있는 방법이 몇 가지 있다. 오럴 섹스로 피곤해진 턱을 잠시 쉬게 하면서 내가 소개한 애무방법을 실행해 보라.

다양한 손놀림과 애무

손놀림을 여러 가지로 바꾸어 보고 강도와 리듬에도 변화를 줘라. 페니스의 뿌리 부분에서 위로 쓸듯이 올라가서 손으로 귀두를 감싸쥐었다가 이번에는 귀두를 넘어 반대쪽으로 내려간다. 다시 거기서부터 손길을 거슬러 올라와 앞으로 내려오는 식으로 한동안 살갗을 계속 자극한다.

그가 흥분하면 그냥 페니스를 쥐었다 놓았다 하는 행위만을 반복해도 된다. 처음부터 다시 시작해도 좋고 아니면 이때부터 오럴 섹스로 들어가도 되는데 이를 대지 말고 입술과 혀만을 쓰도록 주의하라.

처음에는 페니스를 입에 넣고 머리를 천천히 위아래로 움직이다가 차츰 속도를 내어 보라. 오럴 섹스를 하면서도 손으로는 페니스의 뿌리 쪽을 잡고 같은 방향으로 동시에 움직일 수 있다. 뿌리에서 귀두 쪽으로 입술을 움직일 때는 손이 따라 올라가고 반대로 손이 아래로 내려가면서 페니스를 다시 입 속 깊숙이 넣으면 된다.

턱이 피곤해지면 잠시 쉬게 하면서 손으로 가볍게 페니스를 쥐고 재빨리 위아래로 마찰하는 기본적인 애무로 돌아간다. 이런 빠른 손놀림에 의한 자극은 성기 결합에 의한 정식 성교보다 강도가 조금 약하므로 실제로 남자의 제어력을 키우는 데 도움이 된다.

강도를 높이고 싶다면 손에 힘을 좀 더 주면 된다. 다만 뻑뻑한 상태는 마찰열을 일으킬 우려가 있으므로 여자는 침을 이용해 손이 잘 미끄러지도록 해야 한다. 물기가 바짝 마른 클리토리스에 대한 자극이 여성에게 쾌감은커녕 고통만 주는 것처럼 페니스를 애무할 때도 물기가 없다면 마찰로 인한 고통을 줄 수 있다.

또 하나의 기본적인 애무 방법은 마치 자동차의 기어 스틱을 잡듯 페니스를 잡고 앞뒤로 젖히는 동작으로, 이것도 남자에게 색다른 느낌을 줄 수 있다. 위아래로 페니스의 피부를 문지르면서 이 클러치 동작을 병행할 수도 있다.

페니스의 귀두를 감싸쥐고 병마개를 따는 기분으로 살짝 비틀어도

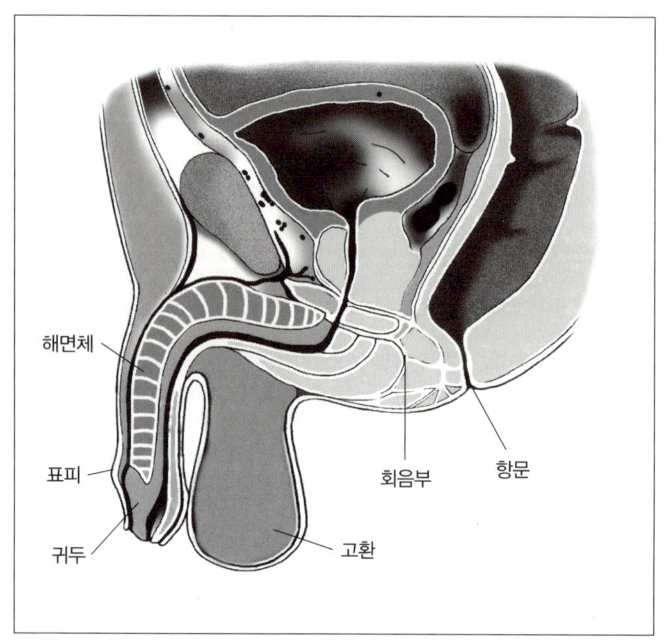

남자에게 색다른 느낌을 준다. 이렇듯 다양한 손놀림과 애무는 남자의
성감을 한껏 고조시킬 뿐만 아니라 여자에게도 즐거움을 줄 수 있다.

온몸으로 뻗어 나가는 쾌감

일단 페니스를 어느 정도 자극하면 그 밖의 다른 부분도 애무를 원하는
상태가 된다. 그의 쾌감을 더욱 고조시키기 위해 이제 그녀는 애무의
범위를 온몸으로 넓혀도 좋다.

페니스가 충분히 흥분되면서 남자는 육체의 다른 부분과 나머지
성감대도 서서히 깨어나 애무의 손길을 기다리게 된다. 손으로 여전히

페니스를 잡은 채 고환을 혀로 쓸어올리듯 핥는다면 그에게 미칠 듯한 쾌감을 안겨 줄 것이다.

그러면 그녀는 완전히 발기한 그의 페니스를 천천히 혀로 핥아 주어 그의 흥분을 조금 가라앉힐 수 있다. 너무 달아오른 열기를 가라앉히면서 그에게 즐거움을 주는 두 가지 목적을 동시에 달성할 수 있는 것이다.

손으로는 페니스를 꼭 쥐고 때로 위쪽으로 올라가 젖꼭지를 살짝 깨물거나 혀로 온몸을 핥다가 마침내 격렬한 입맞춤을 할 수도 있다.

페니스의 귀두 쪽은 특별히 시간을 할애할 만한 가치가 있는 곳이다. 클리토리스를 경쾌하고 재빠른 손놀림으로 애무해 주기를 바라듯이 남자의 귀두에도 똑같은 원칙을 적용할 수 있다.

남자가 자기 행위에 확신을 갖기 위해 여자의 솔직한 성 반응을 필요로 하듯이 여자에게도 피드백이 필요하다. 그녀의 어떤 행위가 특별히 그의 성감을 북돋는다면 "당신이 그렇게 하니까 정말 좋은데" 하고 말하는 것이 좋다. 꼭 완전한 문장이 아니더라도 다양한 방법으로 쾌감을 표시할 수 있을 것이다.

자극에 무척 민감하게 반응하는 성감대가 또 한 군데 있는데 그곳은 페니스의 뿌리와 항문사이에 있는 '회음'으로 온몸의 신경이 끝나는 곳이다. 이곳을 가만히 핥거나 만지거나 지그시 누르면 남자는 완전히 색다른 쾌감을 맛 본다.

남자의 흥분이 한껏 고조되었을 때 회음부를 손바닥으로 세게 누르면 그의 성감을 돋우면서도 동시에 쾌감을 조절하는 힘을 줄 수 있다. 남자가 절정에 가까워졌을 때 이런 식으로 회음부를 압박하면 그에게 굉장한 만족감을 안겨 줄 수 있다.

이렇게 자극의 강도와 방법을 다양하게 함으로써 여자는 자유자재로 그의 쾌감을 증폭시키고 흥분을 가라앉힐 수 있다. 그녀가 그의 흥분을 조절함으로써 성적 에너지를 차곡차곡 쌓아 두면 절정에 느끼는 쾌감은 그만큼 증폭될 수 있다.

주고받는 오럴 섹스

여자도 오럴 섹스를 받는 것을 좋아하지만 남자가 조금 더 좋아하는 경향이 있다. 대부분의 남자들은 파트너와 주고받는 오럴 섹스에 대단한 흥미를 느낀다. 확실히 흥미를 자극할 만한 방법이긴 하지만 생활하면서 받기보다는 주는 데 익숙해진 여자들은 주고받는 일을 동시에 잘 하지 못한다는 사실을 남자들은 알아야 한다. 여자들은 남자들처럼 주고받는 오럴 섹스를 언제나 좋아하는 것은 아니다. 여자는 자신에게 오럴 섹스를 해주는 남자가 때로 너무 거칠고 격렬하다고 느낄 때가 있고 또 어떤 때는 그런 느낌을 오히려 원하기도 한다. 여자가 오럴 섹스를 확실히 즐길 수 있게 하려면 그녀의 예정표대로 하는 것이 좋다. 여자는 성교를 할 때마다 오럴 섹스를 하는 것을 원치 않는다. 여자에게 가장 중요한 것은 변화와 다양성이라는 점을 남자들은 항상 명심해야 한다.

남자에게는 여자가 해주는 오럴 섹스가 흥취를 돋우는 자극제이며 또한 중요하듯 여자를 흥분하게 하는 것은 바로 로맨스이다. 오럴 섹스를 통해서 남자는 마음의 긴장을 풀고 자기가 사랑받고 있다고 느낀다. 그 순간은 오로지 그를 위한 것이다. 그와 마찬가지로 로맨스는 남자가 여자에게 자신의 마음을 보여줄 수 있는 좋은 수단이다. 남자는 로맨스를 통해 그녀에게 그의 사랑과 감사를 표현할 수 있다.

다음 장에서는 부부간에 로맨스를 지속시키기 위한 다양한 의식에 관해 살펴보기로 하겠다.

13. 로맨스가 있는 풍경

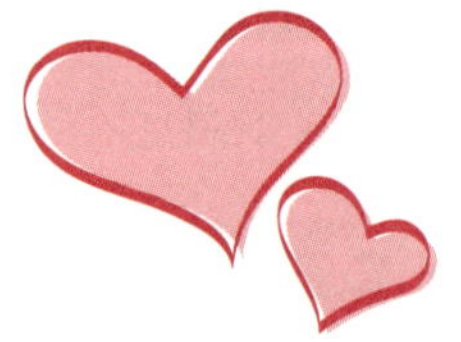

남자는 멋진 섹스를

갈망하고 여자는 로맨스를 그리워한다. 아무리 강인한 성격에 목표 지향적이고 정력적으로 일하는 여자라도 낭만적인 사랑에 큰 가치를 둔다. 로맨스는 세상 모든 여자들에게 마술처럼 신비한 영향을 미친다.

연애소설을 사 보는 데 매년 수백만 달러의 돈을 쓰는 것도 여자들이다. 남자가 로맨스를 꿈꾸는 여자의 욕구를 충족시켜 주고 싶다면 먼저 로맨스가 무엇인지 알아야 한다. 카드, 한 아름의 꽃다발, 작은 선물, 달빛이 흐르는 밤, 순간적으로 내리는 결정들, 외식…… 이 모든 것들이 로맨스를 이루는 요소이다.

남자들이라고 해서 로맨스를 창조하는 일을 마땅찮게 생각하는 것은 아니다. 단지 그것이 왜 그토록 중요한지를 이해하지 못하는 것이다. 남자는 처음에는 그녀가 자기에게 너무나 특별한 존재라는 것을 증명하려고 기꺼이 로맨스를 펼치지만 일단 관계가 안정되면 그런 식의 행동을 계속해야 할 필요를 느끼지 않는다. 아버지가 어머니에게 낭만적인 사랑을 표현하는 것을 어릴 때부터 줄곧 보고 자랐다면 아마 뒤늦게 사랑의 기술을 배우지 않아도 되었을 것이다.

꽃다발이 가진 위력

나는 예전에 꽃을 사 오는 일을 아내에게 미룬 적이 있었다. 여자들이 꽃을 좋아한다는 것은 알고 있었지만 왜 꼭 내가 그 일을 해야 하는지 모를 일이었다. 그러다 나는 불쑥 아내가 장보는 길에 꽃가게에 들러 꽃을 사 오면 되겠다는 생각이 들었다.

그녀에게 이런 식의 사고방식은 로맨틱하지 못하다. 나는 아내에게 꽃다발을 선물하는 것이 얼마나 중요한지 깨달았고 그 일을 계기로 로맨틱한 표현의 중요성을 새롭게 인식할 수 있었다.

낭만적인 기분을 바라는 여자는 손수 꽃을 사고 싶어 하지 않는다. 사랑하는 사람이 그 일을 해주기를 바란다. 옆구리 찔러서 절 받는 것은 소용이 없다. 거기에는 낭만적인 느낌이 끼여 들 여지가 없기 때문이다. 남자가 여자에게 꽃을 선물한다는 것은 그가 그녀의 욕구를 이해하고 있으며 그녀에게 관심을 갖고 있음을 보여주는 것이다. 이런 종류의 상징들이 로맨스에서 무척 중요한 부분을 차지한다.

남자가 가슴에서 우러나 여자를 위해 꽃을 산다는 것은 그녀의 욕구를 이해하며 그녀에게 마음을 쓴다는 증거이다.

여자가 원하는 것은 화분에 심은 식물이 아니라 닷새만 있으면 시들어 버릴 꽃다발이다. 왜냐고? 닷새 후면 그가 또 꽃을 사 들고 와 그녀에 대한 사랑을 보여줄 것이므로. 화분에 심어 놓은 식물은 그다지 로맨틱하지 못하다. 그녀가 돌보아야 할 일거리가 하나 더 늘 뿐이다.

로맨틱한 남자가 되게 하려면

내가 꽃을 사 오는 일을 잊으면 아내가 내 기억을 일깨우기도 한다. 자기가 직접 사거나 내게 사 오라고 부탁하는 대신 빈 꽃병을 잘 보이는 곳에 내어놓는다. 그것으로 나는 아내의 마음을 알아차리고 집에 돌아오는 길에 꽃을 사 온다. 그러면 그 일은 완벽하게 내 공로가 된다.

꽃을 사 오면서 나는 자신이 꽤 괜찮은 남자라고 생각하게 되고 아내는 그 꽃다발 하나로 내가 자기에게 마음을 쓰고 있음을 느낀다. 만일에 빈 꽃병을 꺼내 놓았는데도 내가 미처 알아차리지 못한다면 아내는 직접 꽃을 사는 대신 내게 부탁하는 차선책을 택할 것이다.

물론 그다지 로맨틱하지는 않지만 그래도 아내는 내가 사 온 꽃을 고맙게 받을 것이고 나도 그런 아내를 고맙게 생각할 것이다. 작은 꽃다발 하나가 아내를 얼마나 행복하게 하는지를 다시 한 번 느낀 나는 이후 꽃 사는 일을 잊지 않았다.

로맨스가 왜 효과적인가

남자가 데이트를 계획하고 입장권을 예매하고 차를 운전하고 사소한 일들을 자상하게 챙기는 것이 바로 로맨스이다. 남자가 책임감을 갖고 그런 일들을 처리할 때 여자는 보호받고 있다는 느낌을 즐기면서 마음을 느긋하게 가진다. 로맨틱한 데이트는 그녀에게 여성적인 본성으로 돌아오도록 해주는 미니 휴가여행인 셈이다.

로맨스는 여자에게 여성적 측면을 되찾을 수 있도록 해주는 작은 휴가이다

낭만적인 시간은 자기 감정을 마음 놓고 겉으로 드러내지 못하는 여자들에게 특히 도움이 된다. 로맨틱한 데이트에서 여자는 굳이 자기 기분을 말로 표현할 필요 없이, 남자한테서 자기 존재를 인정받고 있으며 그의 보살핌과 이해와 숭모의 대상이 되고 있음을 느낀다. 말을 하지 않아도 말을 한 것과 똑같은 효과를 얻는 것이다.

남자의 로맨틱한 행동은 파트너의 존재를 인정한다는 표시이며 그녀의 요구를 고려함으로써 그가 그녀를 이해하고 존중하고 있음을 알리는 것이다. 이러한 행동은 가슴을 터놓고 나누는 대화 못지않게 그녀에게 정서적 만족감을 준다. 두 가지 모두 그녀의 감정에 귀를 기울이는 행위인 것이다.

로맨스가 중요한 이유

현대에 이르러 낭만적인 사랑이 더욱 중요해지는 이유는 그것이 여성의 여성적 측면을 회복시켜 주기 때문이다. 오늘날 여성들은 전통적으

로 남성의 일로 여겨 왔던 일로 하루의 대부분을 보내는데 이는 그들에게 남성적인 면을 강화할 것을 요구한다. 그들이 긴장을 풀고 여성적인 본성으로 되돌아오는 데는 파트너의 도움이 필요하다.

로맨스는 여성에게 누군가의 특별한 존재로 사랑받는 여성의 역할을 되찾게 해준다. 남자가 여성의 요구를 만족시키는 일에 열의를 보일 때 그녀는 다른 사람들을 보살펴야 하는 피곤한 일상을 잠시 제쳐놓고 자신에게로 관심을 돌리게 된다. 그러나 낭만이 살아 있는 부부관계를 위해서는 결국 자기 마음을 상대방에게 전하는 대화가 무엇보다도 중요하다는 사실을 잊어서는 안 된다.

로맨스의 마술

로맨스가 있는 부부관계를 원한다면 남자가 여자의 감정을 이해하고 그것에 귀 기울이고 있음을 그날그날의 생활에서 그녀가 느낄 수 있도록 해주어야 한다. 관계 초기에는 상대방을 잘 안다고 할 수 없으므로 여자는 남자가 자기를 인정하고 이해하며 관심을 갖고 있다고 마음대로 생각한다. 이런 긍정적인 느낌은 낭만과 열정이 싱싱하게 자랄 수 있는 토양이 된다. 그러나 몇 차례 실망을 겪고 나면 그 마술의 주문이 깨어진다.

남자가 여자의 이야기에 귀를 기울이고 그녀를 이해하는 기술에 대해 아무런 지식이나 경험이 없거나, 혹은 여자가 자연스럽게 우러나는 자기 감정을 좀처럼 겉으로 드러내지 않고 안으로만 삭인다면 그녀의 가슴에는 욕구불만이 쌓이게 된다. 그러나 여자는 그들의 관계가 왜 그렇게 되었는지조차도 모르는 경우가 많다. 설령 그가 로맨틱한 제의를 하더라도 관계 초기의 그런 느낌을 불러일으키지는 못한다. 하루하루의 생활 속에서 남자가 그녀의 감정에 관심을 기울이고 있다는 느낌을 주지 못하면 꽃다발조차 효능을 잃는다.

여성의 가장 큰 욕구는 대화이다. 관계를 원만하게 만드는 대화의 기술에 대해서는 내가 쓴 몇 권의 다른 책들에서 이미 충분히 이야기하였다. "나는 당신을 사랑하고 당신에게 관심을 기울이고 있습니다"라고 말하는 것과 같은 로맨틱한 의식은 말없이 사랑을 전하는 우회적인 방법이다. 이런 로맨틱한 의식의 도움으로 대화가 한결 쉬워질 수 있다.

낭만적인 의식

아내 바니와 나의 관계에도 그녀의 여성적 측면을 북돋워 주고 나의 남성적 측면에 원기를 주는 몇 가지 로맨틱한 의식이 있다. 로맨틱한 의식이란 남자가 여자에게 관심을 갖고 있음을 보여주고 여자는 그를 고맙게 생각하고 있음을 알리는 간단한 행동이다.

> 낭만적인 의식이란 남자가 여자에게 관심을 갖고 있고 여자는 그를 고맙게 생각하고 있음을 보여주는 간단한 행동이다.

내 집에는 집필실이 있다. 낮에 아내가 밖에 나갔다가 들어오는 소리가 들리면 나는 즉시 하던 일을 멈추고 그녀에게 간다. 그리고는 포옹으로 아내를 맞는다. 꽃다발을 선물하는 것처럼 이 조촐한 의식이 나의 사랑을 받고 내 관심의 대상이 되고 있다는 느낌을 아내에게 갖게 한다. 내 애정 어린 인사로 아내가 기분 좋아하면 나 역시 그녀로부터 사랑받고 있고 내가 그녀를 행복하게 해주었다는 느낌을 받는다.

만약 내가 아내가 들어오는 소리를 못 들었거나 그녀를 반갑게 맞이하는 이 의식을 깜박 잊으면 아내 쪽에서 나를 찾고 당장은 아니더라도 내게 안아 달라고 말한다. 그리고 그렇게 해주었을 때 진심으로 고마워한다.

대부분의 여자들은 안아 주는 것은 좋아하지만 안아 달라고 말하지는 않는다. 포옹은 여자에게 정서적 만족감을 준다. 그러나 자기 쪽에서 안아 달라고 말해야만 한다면 그것은 상대가 자기에게 관심이 없는 것이라고 생각한다. 물론 그녀가 부탁하지 않아도 남자가 애정표현을 해주는 것이 훨씬 로맨틱하겠지만 설령 그가 잊더라도 가만히 있다가 나중에 원망하는 것보다는 청하는 것이 더 좋은 방법이다.

사랑을 요구하기 : 중요한 진전

나는 바니가 맨 처음 내게 안아 달라고 했던 때를 지금도 기억한다. 그것이 우리의 관계에 커다란 변화를 가져왔다. 자주 안아 주지 않는다고 내게 섭섭한 감정을 품고 있는 대신 아내는 툭 터놓고 청하는 쪽을 선택한 것이다.

그것은 내게 정말로 멋진 사랑의 선물이었다. 내가 그녀를 사랑하는 일을 잘해 낼 수 있도록 도와주는 것이 결국 나를 가장 잘 사랑하는 길임을 그녀는 알고 있었던 것이다. 이것은 바람직한 관계를 창조하는 매우 중요한 기술이다.

아내가 처음으로 내게 안아 달라고 청했던 날이 기억에 생생하다. 나는 그때 서재에 서 있었는데 그녀가 지친 목소리로 이렇게 말했다.

"아아, 오늘같이 힘든 날은 처음이에요."

아내는 숨을 깊이 들이마셨다가 긴 한숨을 내쉬었다. 그것은 그녀 나름의 언어로 안아 달라는 뜻이었다. 하지만 나는 그녀가 너무 피곤해서 혼자 있고 싶어 할 거라고 내 식으로 추측했다.

아내가 무엇을 바라는지 알아차리지 못하고 멀뚱멀뚱 쳐다보고만 있는 나를 원망하는 대신 그녀는 원하는 것을 내게 요구하는 커다란 발걸음을 내딛었다. 아내가 말했다

"여보, 나 좀 안아 줄래요?"

내 반응은 즉각적이었다.

"그러고말고."

나는 곧장 아내에게로 다가가 두 팔을 활짝 벌려 꼭 안아 주었다. 그녀는 내 품에 안겨 또 한 번 한숨을 포옥 내쉬더니 안아 주어서 고맙다고 했다. 내가 말했다

"언제든지."

아내가 나를 보며 깔깔 웃었다. 나는 그녀에게 물었다.

"뭐가 우습지?"

"안아 달라는 말을 하기가 얼마나 힘든지 당신이 몰라서 그래요."

"그게 정말이오? 그게 뭐가 힘들어? 나야 당신이 원하면 언제라도 기꺼이 당신을 안을 용의가 있는 사람인데."

"알아요. 하지만 그런 걸 굳이 부탁해야 한다는 건 너무나 자존심 상하는 일이라구요. 사랑을 구걸하는 것 같은 기분이 든단 말예요. 내가 당신과의 포옹을 원하는 만큼 당신도 나를 안고 싶어 한다고 생각하고 싶거든요. 내가 무엇을 원하는지 당신이 먼저 알아차리고 나를 안아 준다면 그 쪽이 훨씬 로맨틱하잖아요."

"오…… 알겠소. 이제부터는 그러도록 노력할게. 안아 달라고 말해 줘서 정말 고맙소. 하지만 앞으로도 내가 혹시 눈치를 채지 못할 때는 당신이 오늘처럼 말해 줬으면 좋겠소."

아내가 쓸쓸해 보일 때

오늘 아침 나는 아내가 왠지 좀 냉랭하다는 것을 느꼈다. 그녀를 혼자 있게 내버려두거나 그냥 못 본 체하는 대신 나는 기분이 어떠냐고 물었다. 이것은 또 하나의 중요한 의식이다.

"당신 괜찮아?"

아내가 대답했다.

"조금 쓸쓸한 기분이에요. 당신이 마치 모르는 사람처럼 낯설게 느껴져요."

내가 글 쓰는 일에 너무 많은 시간을 보내, 아내가 싸움을 걸어오는 것으로 받아들이는 대신 아내가 정말로 내게 무슨 말이 하고 싶은 것인지를 헤아려 보았다. 그녀는 그저 외롭다고 느낀 것뿐이었다. 내가 다정하게 안아 주며 애정을 보여주길 원한다는 것 말고 다른 뜻은 없었다. 아내의 말을 나에 대한 비난으로 받아들여 방어 자세를 취하는 대신 나는 힘주어 이렇게 말했다.

"오오, 이리 와…… 내가 안아 줄게."

외식하기

당신이 원하는 것을 상대방에게 부탁하는 이 같은 행동 원리는 모든 낭만적 의식에 똑같이 적용된다. 신디가 피곤해 보이면 남편인 봅은 자기가 저녁을 차리겠다고 나서거나 외식을 하자고 제의한다. 만일 몹시 피곤한데 남편이 이를 알아차리지 못하면 신디는 이렇게 부탁한다.

"여보, 오늘 저녁은 외식을 했으면 하는데 그래줄래요?" 또는 "여보, 당신이 나가서 맛있는 것 좀 사올래요?" 또는 "오늘 저녁은 당신이 좀 할래요?"

이 의식에서 빼놓을 수 없는 핵심은 식사가 끝난 뒤 신디가 언제나 남편에게 고맙다는 말을 한다는 데 있다. 비록 주머닛돈이 쌈짓돈이고 그가 치른 음식값이 결국 그들의 돈이라고 해도 그녀는 고맙다는 인사를 잊지 않는다. 그가 먹을 것을 사 오는 경우에도 외식을 했을 때처럼 그에게 고마움을 표시한다.

식사 주문하기

외식을 하면서 또 하나 생각할 수 있는 로맨틱한 의식이 있다면 그것은 아내에게 무엇을 들겠느냐고 미리 물어 보고 웨이터에게 그 음식을 주문하는 것이다. 매번 그럴 필요는 없지만 만일 남자가 자상하게 신경 쓴다면 그 저녁이 더욱 특별해질 것이다. 그는 그 작은 행동으로 아내에게 세심하게 마음을 쓰고 있으며 그녀가 무엇을 좋아하는지 기억하고 있음을 그녀에게 보여줄 수 있다.

그가 아내를 위해 식사 주문을 하는 것은 그녀가 그 일을 스스로 할 수 없어서가 아니다. 거기에는 이런 뜻이 담겨 있다.

"당신은 늘 가족과 나를 위해 수고가 많소. 그러니 오늘만큼은 내게 맡겨요."

그녀가 좋아할 만한 음식이나 술을 권하는 것도 음식점에서 작은 로맨스를 만드는 또 하나의 방법이다. 그녀는 그런 사소한 배려를 통해 당신의 관심과 애정을 확인한다. 그러나 반대로 만일 여자가 남자를 위해 음식을 주문한다면 그는 그녀가 마치 어머니처럼 자기를 보살피려 한다고 느낄 것이다. 여자에게는 로맨틱한 것이 남자에게는 그렇지 못할 수도 있다.

로맨틱한 기분을 느끼려면

외식을 하러 밖에 나갔을 때 여자가 분위기를 로맨틱하게 이끄는 방법 가운데 하나는 그와의 시간을 즐거워하고 그가 선택한 레스토랑이나 음식에 만족해하는 것이다. 저녁식사가 훌륭했다는 그녀의 말에 그는 마치 자기가 손수 요리한 것인 양 으쓱해한다.

외식은 그녀가 그로 하여금 특별한 존재라는 느낌을 갖게 할 수 있는 절호의 기회이다. 그가 제공한 것들에 고마워하는 그녀에게 그는 더욱 친밀감을 갖게 된다.

함께 영화를 보러 갔을 때도 여자가 그 영화를 재미있어하면 남자는 자기 공로를 인정받았다고 생각한다. 마치 자기가 그 영화의 극본을 쓰고 감독하고 주인공으로 출연한 양 의기양양해한다.

그녀는 만일 영화가 재미없었다고 말하면 그의 기분이 어떨지를 헤아릴 수 있어야 한다. 이러이러한 점이 잘못되어 영화가 마음에 들지 않았다고 하나하나 지적할 필요는 없다. 남자는 그녀를 즐겁고 행복하게 해주었다고 느낄 때 로맨틱한 기분에 젖는다.

로맨스를 지속시키는 방법

때로는 그녀가 영화를 그다지 재미있게 보지 않았다는 것을 그가 눈치채고는 확인하는 의미에서 이렇게 물어 올 수도 있다.

"영화 재미있었어?"

그가 이런 질문을 하는 것은 사실 영화에 대한 정확한 평가나 신랄한 비판의 말을 듣고 싶어서가 아니다. 그는 단지 저녁 시간을 완전히 망친 것은 아니라는 느낌을 갖게 해줄 다정하고 호의적인 말을 기대하는 것이다.

남자가 다소 당혹스러워하고 마음의 상처를 받기 쉬운 이런 때일

수록 그녀는 긍정적인 쪽에 초점을 맞추어 좋았던 점, 고마웠던 점을 찾아볼 필요가 있다. 뭔가 그 영화의 좋은 점을 생각해 내느라 당신이 애쓰는 모습을 보여주는 것만으로도 효과가 있다. 그가 애써 계획한 데이트에 대해 불평하지 않으려는 당신의 마음에 그는 고마움을 느낄 것이다. 설령 영화에 대해 정직한 감상평을 말하더라도 지나친 비난조는 삼가는 것이 좋다. 이렇게 말할 수도 있다.

"저녁 노을이 지는 그 장면은 정말 멋있었어요. 마치 아름다운 한 폭의 그림 같았어요."

아무리 눈 씻고 찾아봐도 좋은 점이 없었다면 이렇게 말하라.

"그런 영화는 지금까지 한 번도 본 적이 없었어요."

그러면 그는 무슨 말인지 알아차리고 얼른 화제를 바꿀 것이다. 아니면 이렇게 말하는 것도 좋은 방법이다.

"당신하고 함께 시간을 보낸 것만으로도 좋았어요."

그는 틀림없이 당신을 고맙게 생각할 것이다.

그녀가 자기 체면을 세워 주기를 바라는 그의 마음을 이해한다면 그의 기운을 북돋는 말을 하는 것이 그리 어렵지는 않을 것이다.

작은 선물이나 자상한 관심이 그녀에게 정서적 만족감을 주듯이 남자는 그녀가 자신의 노력을 인정하고 이를 고맙게 생각할 때 사랑받고 있다는 느낌과 함께 로맨틱한 기분에 젖는다.

로맨스를 지속시키는 것은 작은 것에 대한 관심과 배려이다. 남자나 여자나 서로 아무 감정없이 덤덤하게 대하고 상대방의 수고를 당연시할 때 그들의 관계에서 낭만은 사라진다.

솔직한 것이 능사는 아니다

언젠가 한 번은 세미나에게 내가 이 영화 이야기를 하니까 어떤 부인이 이렇게 말했다.

"제 생각에 그건 솔직하지 못한 태도인 것 같아요. 있는 그대로 사실을 말하면 왜 안 되죠?"

내가 말했다.

"부인의 생각은 충분히 이해합니다만 그러한 상황에 대한 이해를 돕기 위해 제가 질문을 하나 해도 되겠습니까?"

그녀는 웃는 얼굴로 고개를 끄덕였다.

"아내가 거울 앞에서 옷을 입으면서 '내가 좀 뚱뚱해진 것 같지 않아요?'라고 물으면 남편은 뭐라고 대답해야 할까요?"

그녀는 곧 내 말뜻을 알아듣고 웃음을 터뜨렸다.

로맨스를 위해서는 말하지 않는 편이 더 좋은 것들도 있으며 특히 이처럼 상대가 민감하게 생각하는 문제에는 더욱 그러하다. 상대방의 감정에 무신경해지기 쉬운 이유는 남녀가 민감한 반응을 보이는 사안이 서로 다르기 때문이다.

남자는 왜 그녀에게 계속 꽃다발을 갖다 줘야 하며 그녀 대신 자동차 문을 열어 줘야 하는지 이해하지 못할 수도 있으며 여자는 왜 언제나 그가 하는 일을 인정해 주고 고맙게 생각해야 하는지 이해하지 못할지도 모른다. 그러나 우리가 서로를 이해하게 되면 이러한 작은 의식들을 기쁘고 즐거운 마음으로 행할 수 있게 될 것이다.

데이트를 망치고 싶으면

여자가 이런 미묘한 문제를 이해하지 못한다면 데이트 중에 자기도 모르게 남자를 정떨어지게 할 수 있다.

한 가지 예를 더 들어보겠다. 바니와 나는 정말 괜찮은 영화 한 편을 보러 가서, 둘 다 아주 재미있게 영화를 보았다. 그런데 그 영화 내용보다 더 생생하게 기억나는 것은 영화관을 나오면서 어떤 여자가 데이트 상대에게 한 말이었다.

그 남자가 그녀에게 영화가 재미있었냐고 묻자 그 여자는 너무너무 형편없더라고 대꾸했다. 그 순간 남자의 얼굴에 실망한 빛이 어리면서 축 처진 어깨로 다시 그녀에게 물었다.

"이제 뭣하고 싶어?"

"영화관 입구에 서서 들어오는 사람마다 붙잡고 이 영화 너무 재미없으니 보지 말라고 말해 주고 싶어."

나는 그 청년의 눈에 어린 좌절감을 보았고 당혹스러워하던 표정이 오래도록 뇌리에서 지워지질 않았다.

그녀는 자기가 그날 밤의 로맨스를 망치고 있다는 사실조차 모르고 있었다. 아마 그 남자는 틀림없이 다음에 그녀와 영화를 보러 가기를 주저할 것이다.

진심 전하기

상대방에게 자신의 진심을 열어 보이는 것은 친밀감을 강화하고 낭만
적인 관계를 가꿔 가는 데 필수적이지만 대화하기에 가장 적절한 순간
을 선택하는 것도 그에 못지않게 중요하다. 상대방의 감정을 해치거나
언짢게 하지 않는 방법으로 적절한 순간에 나누는 대화는 관계 속의 로
맨스를 지속시켜 나가는 데 꼭 필요하다.

둘만의 낭만적인 의식을 많이 갖고 있다는 것은 남녀 모두에게 정
서적인 만족감을 주고 이는 그들이 중요한 문제에 부딪혔을 때 보다 건
강하고 믿음직스럽게 대처할 수 있는 힘이 된다. 여자가 자기를 인정해
주는 것을 느낄 때 남자는 그녀의 이야기를 들어주고 그녀의 감정과 욕
구에 대해 애정 어린 반응을 보여주기가 훨씬 쉬워진다. 남자가 상대방
에게서 인정받지 못한다고 느낄 때 여자가 어려운 문제를 의논해 온다
면 그는 그녀가 자기를 비난하고 있다고 느끼게 된다.

> 진심을 전하는 것은 친밀감을 강화하고 낭만적인 관계를 가꿔
> 가는 데 필수적이지만 대화하기에 가장 적절한 순간을 선택하는 것
> 도 그에 못지않게 중요하다.

여자의 감정에 관심을 기울이고 그 기분을 헤아리는 것은 남자들
에게 전혀 새로운 경험이다. 전통적으로 남자들은 여자의 감정을 헤아
리고 공감하는 일에 어두웠고 누구도 그들에게 그런 기대를 하지 않았
다. 여자가 기분이 언짢아 보이면 남자들은 그녀의 기분이 나아지도록

무엇인가를 해주거나 조정하려고 했다

여자는 정서적인 만족감을 얻기 위해 자기 마음을 알아줄 사람이 필요하면 남자에게 그 기분을 이야기하는 대신 같은 여자를 찾았다. 얼마 전까지만 해도 여자들은 자기 감정에 대해 남자에게 이야기하는 무익한 일은 하지 않았다.

둘만의 낭만적인 의식을 풍부하게 갖고 있으면 남녀 모두 정서적인 만족감을 느낄 수 있고 이는 특히 그들이 중요한 문제에 부딪혔을 때 건강하고 믿음직스럽게 대처할 수 있는 힘이 된다.

대화와 로맨스

오늘날 여자들은 서로를 위해 피차 그리 많은 시간을 내지 못한다. 정도는 다르지만 그들은 너나 할 것 없이 너무나 할 일이 많다는 데에 심정적으로 짓눌려 있다. 동성한테서 받는 심리적인 지지가 전에 비해 턱없이 부족하고 직장에서는 목표와 성과를 추구하는 대화만이 존재하는 상황에서 현대의 여성들은 서로간의 감정 교류에 허기를 느끼는 정도가 아니라 거의 아사 직전에 이르렀다. 하지만 이러한 딜레마는 오히려 멋진 로맨스를 창조할 수 있는 좋은 기회가 된다.

남자는 상대방이 자기를 필요로 하고 자기 능력을 인정해 주기를 바란다. 이것이 그들의 가장 기본적인 정서적 욕구이다.

문제는 오늘날 여성들은 자신을 충분히 보호할 수 있고 생활에 필요한 것을 얼마든지 스스로 조달할 수 있다는 데 있다. 지금까지 수천

년 동안 남성의 고유 영역으로 여겨졌던 분야에 많은 여성들이 진출하고 있는 것이다.

현대의 여성들은 위험으로부터 자신을 지키거나 생활에 필요한 물자를 조달하는 일을 더 이상 남성에게 전적으로 의존하지 않지만 대신 새로운 욕구가 생겨나고 있다.

대화의 상대로서, 그들의 이야기에 진정으로 귀를 기울여 주고 관심을 가져 줄 남자가 필요해진 것이다. 그들은 하루를 마감하는 시간에 서로 마음을 나누면서 정서적 만족감을 느끼게 해주는 상대가 필요한 것이다.

대화의 중요성

여자가 상대방의 로맨틱한 행동이나 제의를 진심으로 고맙게 여길 수 있으려면 그에 앞서 그가 자신의 이야기를 경청하고 감정을 존중한다는 느낌이 필요하다. 섹스가 남자의 자기 감정을 되찾게 해주는 것이라면 대화는 여성의 마음을 열고 상대의 로맨틱한 행동을 받아들일 수 있게 한다.

> 섹스가 남자의 감정을 되찾게 해주는 것이라면 여성이 마음을 열고 상대의 로맨틱한 행동을 받아들일 수 있게 해주는 것은 바로 대화이다.

친밀한 관계에서 대화의 부족은 지난 20년간 여성들이 제기해 온 큰 불만이었다. 그 원인은 간단하다. 과로에 지친 여성들이 감정의 교류를 통해, 일터에서 받은 스트레스를 해소하고픈 욕구를 느끼기 때문이다.

여성의 이러한 욕구를 충족시켜 주는 방법을 터득함으로써 남자는 전혀 새로운 그러나 중요성은 조금도 덜하지 않은 정서적 만족감을 그녀에게 제공할 수 있다. 점차 그녀의 감정에 관심을 가지고 귀를 기울이는 방법을 알게 되면서 남자는 배우자가 일상의 과로에서 오는 스트레스를 풀 수 있도록 도와주고 그녀한테서 인정받는 길을 여는 것이다.

자동차 문 열어 주기

낭만적인 의식이나 습관은 가슴 속 가장 깊숙한 곳에 자리 잡고 있는 당신의 감정을 쉽게 겉으로 드러내도록 해주는 수단이다. 자동차 문을 열어 주는 것 역시 로맨틱한 의식이다. 특히 남자는 그런 행동을 통해 자기 사랑을 보여줄 수 있다. 여자가 그의 배려에 고마움을 표시할 때 그는 그녀에게 더욱 친밀감을 느끼며 그를 향한 그녀의 마음도 서서히 열리기 시작한다.

> 낭만적인 의식과 습관은 가슴 속 가장 깊숙한 곳에 자리잡고 있는 당신의 진실한 감정을 쉽게 드러낼 수 있도록 도와준다.

남녀가 데이트를 할 때 남자는 상대방 여자를 자동차 문까지 데려다 주고 문을 열어 주는 것이 좋다. 운전석 옆의 버튼을 누르면 자동으로 문이 열리는 경우라도 마찬가지다. 그가 이 일을 게을리하기 시작하면 여자는 다음에 자동차를 타러 갈 때 슬며시 그의 팔짱을 낌으로써 그가 자연스럽게 문까지 에스코트할 수 있도록 하면 된다.

상대방의 요구에 반응하기

상대방의 요구나 부탁 내용을 메모해 두는 것도 로맨틱한 의식으로 볼 수 있다. 여자가 무언가를 부탁하는데 당장 대답을 해줄 수 없을 때 차선의 방법은 그녀의 말을 적어 두는 것이다. 여자는 상대방이 자기 말에 귀를 기울이고 부탁을 들어주고, 당장 그럴만한 상황이 아니라면 적어도 메모를 하는 성의를 보일 때 그가 자기에게 따뜻하게 마음을 써주고 있음을 느낀다. 그녀의 요청에 즉각적인 반응을 보여주는 그에게 그녀는 자기가 필요할 때 언제든지 도움을 청할 수 있는 믿음직한 상대라는 느낌을 갖게 된다. 남자들은 여자가 잠자리를 같이 할 때 자기 애무에 그때그때 반응을 보여주는 것을 좋아하듯이 여자들은 남자가 작은 부탁도 소홀히 넘기지 않고 성의 있는 반응을 보여주기를 바란다.

> 남자들은 섹스할 때 여자가 그때그때 반응을 보여주는 것을 좋아하듯이 여자는 남자가 작은 부탁도 소홀히 여기지 않고 성의 있는 반응을 보여주기를 바란다.

만약 그녀의 부탁이 몇 분 안에 곧 들어줄 수 있는 것이라면 '당장 해주는' 것이 로맨스를 유지하는 데 가장 좋은 방법이다. 즉각적인 반응은 여자들에게 여간 기분 좋은 것이 아니다. 예를 들어 아내가 남편에게 "이층 침실 전구가 나갔어요"라고 말했다고 치자. 그는 그 일은 2분이면 충분할 거라고 생각하고 이렇게 말한다. "내가 지금 곧 갈아 끼워 줄게." 여자에게 큰 변화를 가져올 수 있는 것들은 바로 이런 작은 일들임을 깨닫기 전까지 나는 그런 요청을 받으면 '나중에 하면 되겠지' 하고 미루곤 했다. 그러면 아내가 몇 번씩 얘기를 할 때까지 침실 전구는 그대로 방치되어 있기가 십상이었다.

사실 전구를 갈아 끼우는 데는 2분밖에 걸리지 않는다. 여자가 이처럼 작은 부탁을 할 때 현명한 남자라면 그 자리에서 들어줄 것이다.

물론 여자가 원하는 것은 무엇이든 제꺽 들어주기 위해 남자가 만반의 태세를 갖추고 있으라는 말은 아니다. 다른 일로 몹시 바쁠 수도 있고 너무 피곤해서 몸을 움직이기 싫을 때도 있을 것이다. 마당이 엉망이라는 아내의 말이 떨어지기가 무섭게 마당으로 쏜살같이 달려 나가 청소를 시작하라는 뜻이 아니다. 그런 일은 적어도 두어 시간은 족히 걸리는 일이다. 그럴 경우에는 '나중에 할 일'의 리스트를 만들어 적어 두면 된다.

남자는 여자의 요청이나 부탁에 귀 기울이고 가능하면 빨리 해결해 주려고 노력해야 하며, 여자는 그가 자기를 위해 무엇인가를 해준 것을 당연하게 여겨서는 안 된다. 남자가 그 자리에서 부탁을 들어준 경우가 아닐 때는 고맙다는 말을 하기가 애매할 때도 있을 것이다. 하지만 두 사람 모두 그런 마음가짐을 갖는다면 바람직한 방향으로 나아갈 수 있다.

관계 속에 낭만이 살아 숨 쉴 수 있도록 둘이 함께 노력하는 것은 그리 어려운 일이 아니다. 자기가 무엇인가를 해줄 때 그녀가 좋아하고 고마워하리라는 것을 알면 남자는 보다 기쁜 마음으로 그 일을 해줄 것이다. 또 여자는 남자가 자기 부탁에 귀 기울이고 곧 해결해 주리라는 믿음을 갖고 있다면 그의 수고를 알아주고 고마워할 뿐 아니라 그가 간혹 실수하거나 자기 본위로 행동하거나 게으름을 피우는 것처럼 보이더라도 너그럽게 받아들일 수 있게 된다.

아무리 작은 일이라도 여자가 당연하게 받아들이지 않고 그가 얼마나 괜찮은 남자인지를 그때마다 일깨워 준다면 그는 계속해서 그런 일들을 기꺼이 할 것이다. 이와 같은 방법으로 여자는 그에게 잠재해 있는 최상의 일면을 끄집어낼 수 있다. 만일 여자가 그를 격려하고 도와주지 않는다면 남자는 돈을 벌거나 가정의 훌륭한 조달자 노릇을 하는 등의 굵직한 일에만 관심을 집중하는 본래의 패턴으로 자기도 모르게 되돌아갈 것이다. 남자가 여자를 위해 작은 일들을 해줄 때 그녀는 그를 향한 사랑을 새삼 느낄 수 있는 기회를 얻는다. 물론 그렇지 않아도 여자가 남자를 사랑할 수는 있지만 그가 작은 일들을 소홀히 한다면 그녀가 그에게 로맨틱한 감정을 갖기란 쉽지 않다.

낭만적인 의식들은 하루아침에 이루어지는 것이 아니다. 남자는 여자가 좋아할 일들을 적극적으로 찾아보고 해주는 습관을 들여 나가고 또 여자는 그것에 대해 감사하는 마음을 표현할 때 두 사람 사이의 낭만은 보다 자연스럽게 자리를 잡아 나갈 것이다.

함께 산책하기

로버트와 셜의 낭만적인 의식은 산책하는 것이다. 셜은 산책을 무척 좋아한다. 결혼 초기에 로버트는 일 중독자였다. 셜이 그에게 산책을 나가지 않겠느냐고 물으면 그는 할 일이 있다며 거절하곤 했다.

어느 날 로버트는 산책하는 데 길어야 15분 정도밖에 걸리지 않는다는 사실을 알았고 또 아내가 그렇게 좋아하니 그들의 관계를 위해 그 정도의 시간은 함께하는 게 좋겠다고 생각했다. 그는 아내가 무슨 일로 기분이 언짢으면 이렇게 말했던 것을 떠올렸다.

"우리는 너무 바쁘게 사는 것 같아요. 서로를 위한 시간을 거의 갖지 못하고 있잖아요."

시험 삼아 그는 아내와 함께 짧은 산책을 해보기로 마음먹었다. 처음 얼마 동안은 산책을 통해 특별히 얻는 것이 없었는데 이제는 오히려 그가 더 좋아하게 되었다. 산책을 하면서 셜은 이런저런 얘기를 하곤 했다. 처음에는 일의 부담 때문에 마음이 혼란스러워 아내의 이야기가 귀에 잘 들어오지 않았다. 셜은 그런 남편에게 섭섭한 마음을 가질 수도 있었겠지만 그에게 너무 많은 기대를 하지 않고 그저 남편과 보내는 그 시간을 마음껏 즐기는 현명함을 발휘했다. 그녀는 나무가 얼마나 아름다우냐고 그에게 말하는 것으로 만족했다.

아내를 그토록 행복하게 하는 산책을 로버트도 점차 좋아하기 시작했다. 요즘은 아내가 없을 때도 가끔 혼자서 산책을 나간다. 산책은 그에게 멋진 휴식을 주었고, 돌아올 때면 한결 여유가 생기고 기분이 맑아져 오히려 일에도 능률이 오르는 것이었다.

심야 데이트

필립과 로리는 적어도 일주일에 한 번은 가족이나 집 걱정을 떨쳐 버리고 둘만의 심야 데이트를 즐기기로 했다. 물론 가끔은 낮에도 부부가 함께 외출하기도 하지만 화요일 밤만큼은 언제나 비워 둔다.

화요일 밤은 그들이 영화를 보는 때이다. 그들은 둘 다 영화를 무척 좋아한다. 앞으로는 거기서 더 발전하여 2주일에 한 번 정도는 연극을 본다든가 음악회에 가는 등 문화적인 행사를 더 가질 계획이다.

이런 종류의 작은 의식들은 여성들에게 더욱더 중요하다. 그들은 이런 낭만적 의식을 통해 나날의 삶에서 오는 스트레스를 풀고 관계를 윤기 있게 가꾸는 데 필요한 정서적 만족감과 안정감을 얻을 수 있다.

친구 만나기

크레이그는 매주 한 번 정도 친구들과 영화를 보거나 그들과 어울려 시간을 보낸다. 그들과 보러 가는 영화는 대체로 아내 사라가 싫어하는 남성 취향의 영화인 경우가 많다.

이런 종류의 행사는 얼핏 부부관계에 아무런 도움이 되지 않을 것 같지만 그렇지는 않다. 친구들과 어울려 시간을 보내면서 크레이그는 아내가 자기를 이해하는 것을 느낄 수 있다. 때로 아내와 떨어져 자유로운 시간을 가짐으로써 그는 자기 자신으로 돌아올 수 있다. 떨어져 있어 봐야 가치를 알듯이 그럼으로써 그는 아내가 그리워지면서 아내와 함께 있고 싶다는 생각을 하게 된다.

사라 역시 친구들과 어울려 시간을 보낼 수 있도록 협조해 주는 남편을 무척 고맙게 생각하며 그렇기 때문에 자기 친구들을 만나고 싶어 하는 남편의 마음을 이해할 수 있다. 크레이그는 아내가 때로 여자 친구들과 어울려 스트레스를 풀고 정서적 만족감을 얻는 것이 얼마나 중요한지 새삼 깨닫게 되었다. 사라는 그런 시간을 통해, 모든 것을 남편과 연결시키고 오직 그를 통해 행복과 불행을 느끼는 단선적인 인간관계를 극복할 수 있었다.

그가 친구들을 만나러 나갈 때 싫은 내색 없이 흔쾌히 보내 주는 사라의 태도는 그로 하여금 아내의 지지를 느낄 수 있게 해준다. 전에 그녀는 그럴 때 원망스런 눈길로 그를 바라보곤 했다. 이제는 그가 친구들과의 약속을 잊은 듯이 보이면 오히려 그녀가 일깨워 주기도 한다.

불 피우기

찰리와 캐럴은 벽난로에 불을 피우는 것을 그들만의 로맨틱한 의식으로 삼고 있다. 전에는 겨울에 실내가 춥게 느껴지면 찰리가 히터의 온도를 더 올리곤 했다. 그러나 지금은 먼저 아내를 불러 추우냐고 물어본다. 아내를 행위 속으로 끌어들임으로써 그녀에게 자기가 특별한 존재라는 느낌을 가질 수 있게 하는 것이다.

좀 더 낭만적인 기분을 원하면 그는 자기가 불을 피우겠노라고 제의한다. 남자가 여자를 위해 불을 지핀다는 것은 아주 특별한 느낌을 자아낸다. 휴양지의 침실에 대부분 벽난로가 설치되어 있는 것은 아마도 그런 이유 때문일 것이다.

그들이 숲 속에 자리잡은 별장 같은 집으로 처음 이사 왔을 때 캐럴은 여러 가지 변화를 줄 생각이었다. 찰리도 아내의 생각에 동의했다. 아내의 계획들이 차질 없이 실행에 옮겨지는 것을 도와주면서 그는 자기가 원하는 것은 없는지 곰곰이 생각해 보았다.

그는 가스로 자동 점화되는 벽난로가 하나 있었으면 좋겠다고 생각했다. 스위치를 켜면 불이 들어오고 금세 따뜻한 느낌이 퍼지는 벽난로를 설치할 생각이었다. 그러나 캐럴은 하이테크의 벽난로에 별로 흥미가 없었다.

찰리가 그런 아이디어를 내놓자 캐럴은 긍정적인 태도로 말했다.

"좋은 생각인 것 같은데요. 당신이 왜 그걸 원하는지 알만 해요."

찰리는 그녀도 결국 그것을 좋아할 거라고 생각했다.

그때 캐럴이 말했다.

"난 잘 모르겠어요. 당신이 나를 위해 불을 피울 때는 참 특별한 기분이 들거든요. 좀 원시적인 방법이긴 하지만요."

그는 이러한 로맨틱한 의식들이 발휘하는 힘을 이해했기에 하이테크 벽난로를 단념했고 지금은 그때에 내린 결정이 옳았다고 생각한다.

뭔가 특별하고 낭만적인 분위기를 원한다면 그는 그저 벽난로에 불을 피우면 된다. 그는 일부러 아내가 집에 있을 때를 기다렸다가 무거운 장작더미를 안으로 들고 들어와 불을 지핀다.

캐럴은 불을 피우기 위해 수고하는 찰리를 고맙게 생각한다. 그가 자기를 보살핀다는 느낌은 그녀에겐 정말 특별한 것이다. 때로는 그녀가 직접 불을 피울 때도 있지만 그럴 경우에는 그들의 로맨틱한 느낌이 살아 오르진 않는다.

그녀를 위해 직접 해줄 수 있는 것

현대의 여성들은 그날그날의 생활 속에서 자신이 남자의 보호와 보살핌을 받고 있다는 생각을 옛날만큼 절실하게 하지는 않는다. 물론 남자들은 지금도 밖에 나가 열심히 일하지만 여자들도 마찬가지인 것이 요즘의 현실이다. 낭만이란 여자로 하여금 혼자가 아니며 누군가 옆에 있다고 느낄 수 있게끔 도와주는 것이다. 남자가 그녀를 위해 직접 해줄 수 있는 것이면 아무리 작은 일이라도 그녀에 대한 그의 배려를 보여주는 것이며 로맨스를 만들어 내는 것이다.

언젠가 찰리는 한 달에 한 번씩 정원 손질을 도와주는 제프에게 장작을 집 안으로 좀 날라 와 불을 피워 달라고 부탁했다. 제프가 피워 놓은 불길에 장작을 더 집어넣으면서 찰리는 손수 불을 지폈을 때와는 아내의 분위기가 다르다는 것을 알아챘다.

그는 이성적으로는 이렇게 말하고 싶을지 모른다.

"제프에게 돈을 주고 시킨 거니까 내가 한 거나 마찬가지야."

하지만 캐럴에게는 남편이 제프에게 돈을 주고 그 일을 부탁했다는 것은 중요하지가 않았다. 낭만을 위해서는 파트너가 직접 자기를 위해 애쓰고 있다는 느낌이 필요한 것이다.

이는 낭만적인 의식이 갖고 있는 아주 중요한 일면이다. 여자들은 파트너가 자기를 위해 수고를 마다지 않는 모습을 보고 싶어 하며 그가 기꺼이 희생을 감수해 주기를 바란다. 만일 남편이 무거운 장작을 날라 오고 시간을 내어 직접 불을 피운다면 그가 자기를 행복하게 해주기 위해 수고하고 있다는 생각과 함께 사랑받고 있다는 느낌이 그녀의 가슴

속 깊숙한 곳에서 아련히 피어오를 것이다.

그것은 그가 자기에게 봉급을 주는 사람을 위해 열심히 일하고 집에 돈을 벌어 오는 것과는 전혀 다른 차원의 이야기이다. 돈을 벌기 위해 일할 때는 그의 관심과 정열이 고용주나 회사, 직장 동료와 고객에게로 향하지 직접 아내를 향한다고는 볼 수 없다. 낭만을 위해서는 한 남자의 정열이 직접 자신에게 바쳐지고 있다는 느낌이 필요한 것이다.

쓰레기 치우기

남자가 원래는 하기 싫어하는 일을 기꺼이 해줄 때 여자는 특별히 고마움을 느낀다. 가장 훌륭한 예가 쓰레기를 집 밖에 내어놓는 일이다. 래리는 한 번도 그런 일을 해본 적이 없었다. 하지만 로즈는 그에게 휴지통을 비워 주겠느냐고 기회 있을 때마다 부탁했다. 그녀는 그에게 당연한 것을 요구하고 있다는 느낌이 들지 않게 주의했고 어쩌다가 그가 그 일을 해주면 진심으로 고마워했다. 아내의 그런 태도가 그를 변화시킨 것이다.

지금은 아내가 왠지 우울해하거나 힘들어 보이면 그는 우선 휴지통을 비울 때가 되지 않았는지 살핀다. 그 일을 해주면 아내가 얼마나 고마워하는지를 경험으로 알기 때문이다. 그것은 그녀의 수고를 덜어 주려는 마음에서 우러난 행동일 뿐만 아니라 그 이상의 의미를 지닌다.

그것은 그가 아내와 함께 가꿔 가는 행복한 가정생활을 위해 필요하다면 사회적 성공의 사다리에서 잠시 내려서서 무슨 일이든 해 줄 수 있음을 보여준다. 그것은 그가 집안일을 하찮게 여기고 자기는 그 위에 고고하게 존재하고 있지 않음을 보여주는 것이다. 그의 작은 배려로 그녀는 자기가 혼자가 아니라는 것을 알게 되고 자기의 수고를 알아주고 가사노동의 무거운 짐을 조금이나마 덜어 주려는 그의 마음을 느낄 수 있다. 요즘 래리는 집에 돌아오면 아내를 도와주는 일에서 행복과 만족을 느낀다.

설거지 도와주기

바니와 갓 결혼했을 때 나는 그녀에게 앞으로 생길 아이들을 보살피거나 그 밖의 다른 일은 얼마든지 하겠는데 설거지는 하기 싫다고 했다. 나는 아내에게 이렇게 말했다.

"난 설거지는 하기 싫어. 그리고 내가 그 일을 하지 않는다고 누군가 내게 미안한 생각을 갖게 하려고 애쓰는 것도 원치 않아. 그러니 만약 당신도 설거지가 싫다면 일을 도와줄 사람을 쓰는 것이 좋겠어."

아내는 설거지하는 일이 즐거우니 기꺼이 자기가 하겠노라고 말했다. 아내가 우리 딸 로렌을 가졌을 때 그녀가 저녁 늦게 설거지하는 모습이 다소 힘에 겨워 보였다. 나는 아내에게 임신 기간 동안은 내가 설거지를 할 테니 나중에 다시 원래대로 돌아가자고 제의했다.

저녁식사 후에 내가 설거지를 하면 아내는 그때마다 그렇게 고마워할 수가 없었다. 그녀는 내가 스스로를 아주 괜찮은 남자라고 생각하게끔 해주었다. 로렌이 태어나고 몇 달쯤 지났을 때 나는 홀가분한 마음으로 그 일을 다시 아내에게 넘겨주었다. 그녀는 내가 꽤 오랫동안 자기를 도와준 것을 정말 고마워하면서 조금도 싫은 기색 없이 다시 그 일을 맡았다.

그런데 몇 주가 지나자 나는 설거지를 하고 아내한테서 인정받을 때의 기분이 슬슬 그리워지기 시작했다. 나는 아내가 피곤해 보이는 날을 기다려 내가 설거지를 하겠다고 제의했다. 그때마다 아내는 정말 고마워했고 행복해했다.

그때로부터 많은 세월이 흐른 지금 나는 종종 설거지를 한다. 그것은 당장 내가 아내의 사랑을 받을 수 있는 한 방법이다. 그녀는 아직까지 한 번도 그것을 당연하게 받아들인 적이 없었고 내게 고마움을 표시하는 일을 늘 잊지 않았다.

언젠가 누가 우리 아이들에게 엄마 아빠 중에서 누가 더 설거지를 자주 하느냐고 물어 보았다. 아이들은 일제히 나를 꼽았다. 아내는 당연히 자기가 많이 하지 무슨 소리냐고 했고 아이들은 그렇지 않다고 했다. 나는 그들에게 설거지는 사실 엄마가 더 많이 하는데 그들이 그렇게 생각할 만한 이유가 있다고 웃으면서 말했다.

"나는 누가 보고 있을 때만 설거지를 하거든."

대부분의 로맨틱한 의식들이 그렇듯이 설거지를 한다는 것은 서로가 정서적 만족감을 얻을 수 있는 작은 기회가 된다. 나는 아내를 도와준다는 이유 말고도 그녀로부터 인정받기 위한 수단으로 설거지를 활용한다.

설거지는 멋진 전희

가끔 아내가 너무 피곤해서 설거지를 하지 않고 잠자리에 들 때는 내가 남아 있다가 부엌을 깨끗이 치운다. 그 일은 사실 20~30분밖에는 걸리지 않는다. 다음날 아침에 일어나서 말끔히 설거지해 놓은 부엌을 보면 아내는 뭐라 설명할 수 없는 안도감과 기쁨을 맛본다. 나에 대한 그녀의 사랑은 한순간에 쭈욱 올라간다.

그럴 때 그녀는 이층으로 올라와 즐거운 기분으로 나를 깨운다. 아내는 내 허벅지를 부드럽게 어루만지며 귓가에 대고 이렇게 속삭인다.

"당신이 부엌을 치워 놓았어요?"

나는 씩 웃으면서 말한다. "응."

나를 보고 가만히 웃으면서 그녀는 가장 유쾌하고 감칠맛 나는 아침 시간의 즐거움을 내게 제공한다.

그렇다고 내가 저녁 설거지를 해줄 때마다 매번 아침 섹스를 하는 것은 아니다. 아마 그건 그다지 로맨틱하지 못할 것이다. 그저 하나의 거래일뿐이므로.

설거지를 해주는 것이 섹스와 연결될 수 있는 것은 아내가 그런 남편에게 사랑을 느끼기 때문이다. 자연히 그녀는 성적인 흥분을 느끼기 시작한다. 그녀가 나를 얼마나 고맙게 생각하는지 안다는 것이 설거지를 아주 만족스러운 작업으로 만드는 것이다.

문화 생활 즐기기

그랜트와 테레사는 문화 생활 즐기기를 그들만의 로맨틱한 의식으로 삼고 있다. 영화는 두 사람 모두 좋아하는 편이었지만 테레사는 가끔 연극이나 음악회에도 가고 싶어 했다. 영화 외에 다른 문화를 가까이 접하는 것이 아내에게 얼마나 중요한 일인지 그랜트가 깨닫는 데는 몇 년의 세월이 걸렸다. 그는 처음엔 아내도 자기만큼 영화라면 만사 오케이라고 생각했다.

테레사는 영화 관람을 좋아했지만 다른 것들도 하고 싶었다. 그들 부부의 로맨틱한 의식은 테레사가 특별한 문화행사를 생각해 두면 그랜트가 시간을 내고 스케줄을 잡아 입장권을 예매하는 것이다.

그녀는 단지 어디에서 무슨 연극을 한다고 말하면 된다. 그러면 남편이 눈치를 채고 데이트 날짜를 잡는다. 그는 이렇게 말한다.

"좋은 생각이야. 다음 화요일 밤에 보러 갑시다."

그가 이렇게 데이트 일정을 잡으면 그녀는 남편의 배려와 사랑을 느낀다.

그랜트는 자기가 맨 처음 그것을 깨달았던 때를 아직도 기억하고 있다. 음악회 얘기를 몇 번인가 비치던 아내는 직접 표를 예매했다.

아주 멋진 음악회였고 집으로 돌아오는 차 안에서 그녀는 정말 놀라운 말을 했다. 그랜트는 아내가 음악을 좋아한다는 사실은 알고 있었지만 그 정도인지는 몰랐던 것이다.

그녀가 말했다.

"같이 와 줘서 정말 고마워요. 너무 좋았어요."

그녀는 잠시 말을 끊었다가 이렇게 덧붙였다.

"촉촉하게 젖은 느낌이에요."

"젖었다고?"

그녀가 고개를 끄덕였다.

"그래요."

그는 갑자기 걷잡을 수 없는 성적 흥분을 느꼈고, 집 앞의 차고에 차를 넣자마자 그들은 옷을 벗고 차 안에서 일을 벌였다.

말할 필요도 없이 그랜트는 다음날 아침에 일찍 일어나 전화로 음악회 티켓을 예매했다.

칭찬하기

또 하나의 작은 로맨스는 여자가 새 옷을 입었거나 외모에 신경을 썼을 때 찬사를 보내는 것이다. 남자가 자신의 변화를 알아차리지 못할 때 여자들은 무척 실망한다.

루실이 외출을 하기 위해 공들여 화장을 하거나 옷을 차려 입을 때 남편 스티브는 아래층에서 기다린다. 준비를 끝내고 이층 계단을 내려오면서 루실은 단번에 급히 뛰어 내려오지 않고 중간쯤에서 멈춰 서서는 남편이 자기를 쳐다보고 무엇인가 반응을 보여주기를 기대한다.

그는 아내에게 찬사를 보내기는커녕 속도 모르고 이렇게 말하곤 했다.

"빨리 내려오지 않고 뭣하고 있어. 이러다가 늦겠어."

루실은 남편에게 힌트를 주기로 마음먹었다. 다음에 그녀는 층계를 내려오다 말고 서서 남편에게 물었다.

"내 모습 어때요?"

이 질문의 의미를 미처 깨닫지 못한 그는 이렇게 대답했다.

"좋아. 빨리 가자고."

남자와 여자가 너무나 다르다는 것을 마침내 깨달은 뒤 스티브는 자기가 그동안 얼마나 멋없게 굴었는지 절감했다.

이제는 아내가 옷을 차려 입고 이층에서 내려올 때면 그는 마음의 여유를 갖고 그녀에게 진심에서 우러난 찬사를 아끼지 않는다. 그런 경우에 남자가 여자에게 해줄 수 있는 가장 효과적인 칭찬의 말을 몇 가지 모아 보았다.

- 당신 정말 아름다워.

- 오늘밤 너무 멋져 보이는데.

- 당신이 그 드레스를 입은 모습은 언제 봐도 내 마음에 쏙 들어.

- 당신 굉장한걸.

- 와! 멋진데.

- 오늘 밤 당신 너무 근사해.

- 귀걸이가 당신한테 정말 잘 어울리는군.

- 빛깔이 아주 좋은데.

- 당신 오늘은 아주 특별해 보여.

- 놀라울 만큼 아름다운 모습이오.

- 굉장히 예쁜데.

- 당신을 보니까 가슴이 설레는군.

- 오늘밤 정말 섹시해 보여.

- 당신 어딜 가도 반짝반짝 빛날 거요.

- 당신 다리는 언제 봐도 최고야.

- 오늘밤엔 아주 사랑스러워 보이는걸.

- 와! 이거 눈이 부신걸!

- 당신 정말 근사해!

"정말 예쁘다" "너무나 아름답다" "참 근사하다"는 말은 여자들이 아무리 들어도 질리지 않는 찬사이므로 그런 표현에 인색할 필요가 없다.

손길의 위력

남자가 여자를 어루만지거나 손을 잡는 행동은 그녀를 기분 좋게 흥분시킨다. 남자들은 연애할 때는 여자의 손을 잡고 살다시피 하다가도 얼마쯤 지나면 그러지 않는다. 이는 큰 손실이다. 여자는 그런 식의 신체 접촉을 매우 좋아한다. 그가 섹스를 원할 때만 그녀 몸에 손을 댄다면 그녀는 사랑받고 있다는 느낌을 갖지 못한다.

만일 여자가 섹스를 마음으로부터 원하도록 하고 싶다면 남자는 섹스와 무관하게 수시로 그녀를 다정하게 안아 주거나 애정을 표현할 필요가 있다. 섹스를 원한다는 뜻을 넌지시 비추거나, 하는 일 없이 그냥 손을 잡을 수도 있을 것이고 두 팔을 벌려 껴안거나 어깨 또는 팔을 어루만질 수도 있다. 섹스를 원할 때만 아내에게 손을 댄다면 그녀는 그가 자기를 그저 섹스 파트너로 이용하고 있거나 당연히 그의 요구를 들어주어야 할 상대로 여기고 있다는 느낌을 받을 것이다.

아내의 손을 잡을 때는 명심할 것이 있다. 대개 남자들은 시간이 조금 지나면 아내의 손을 잡았다는 사실을 잊어버린 듯, 혹은 마지못해 잡은 것처럼 흐느적거리는데 일단 잡았으면 손을 꼭 쥐는 것이 좋다. 그녀가 줄곧 그와 손잡고 있기를 바라는 것은 아니므로 그러한 접촉은 몇 분이면 충분하다. 손을 잡은 채 관심을 다른 데로 흐트러뜨리느니 차라리 손을 놓는 편이 낫다.

내가 아내에게 좀 더 자주 손길을 주고 애정표현을 하면서 그것은 우리 관계에 엄청난 변화를 가져왔다. 별것 아닌 작은 행동이 그렇게 큰 변화를 불러올 수 있다는 것이 믿기지 않았다. 나는 여자가 사랑받고 있다는 느낌과 함께 자신에게 긍지를 가지려면 섹스와 관계없는 애정 어린 손길이 적어도 하루에 스무 번 정도 필요하다는 말을 들은 적이 있었다. 나는 그 말이 사실인지 실험해 보기로 했다. 우선 열 번으로 시작했는데 그 효과는 놀라웠다. 당장에 그녀는 반짝반짝 빛나고 생기가 넘쳐 보였다. 지금은 아내가 곁에 있을 때는 늘 애정표현을 게을리 하지 않는다.

처음에는 아내가 그런 식의 접촉을 좋아한다는 것을 알기에 단지 그녀를 위해서 한 행동이었다. 그런데 내 다정한 손길이 닿을 때마다 나는 그녀가 그 느낌에 흠뻑 취하는 것을 느낄 수 있었다. 그냥 좋아하는 정도가 아니었던 것이다. 나로서는 큰 발견이었다. 그리고 점차 시간이 흐르면서 그런 다정한 신체 접촉을 나도 진심으로 즐기게 되었다.

이러한 신체 접촉은 언제라도 두 사람을 가까이 연결해 줄 뿐만 아니라 때로는 날카로운 모서리를 둥글게 만들어 서로를 사랑하는 감정으로 되돌아오게 해주는 촉매제이기도 한 것이다.

지속되는 사랑, 로맨스 그리고 섹스

낭만적 의식은 아주 간단하면서도 강력한 효과를 지닌다. 그것들은 열정이나 매력과 같이 서로 마음이 하나가 되었을 때만 느낄 수 있는 특별한 느낌을 우리가 잃어버리지 않도록 도와준다. 이러한 의식들은 남자로 하여금 파트너의 사랑을 얻기 위해 늘 노력하는 모습을 보일 수 있게 해주며 여자에게는 상대방을 향한 뜨거운 마음이 식지 않도록 하는 데 필요한 특별한 관심과 정서적 지지를 얻을 수 있도록 해준다.

두 사람의 관계에 로맨스가 사라지지 않게 하면서 침실 테크닉을 잘 활용한다면 당신은 언제까지나 멋진 성생활을 즐길 수 있고 또 반드시 그렇게 될 것이다. 당신의 사랑과 열정이 나날이 커 가기를 바라며 당신이 신의 특별한 선물을 마음껏 즐길 수 있기를 바란다. 당신은 그걸 누릴 자격이 있으므로.